GORDITO... NO MÁS

Una infancia feliz

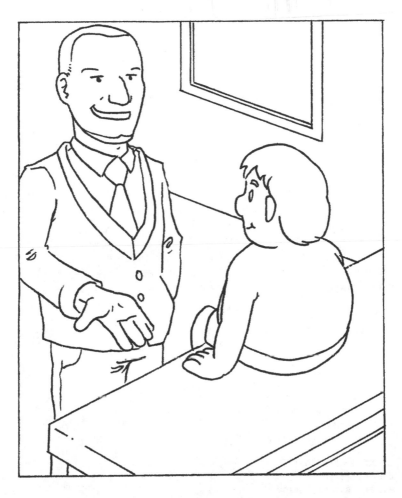

PANORAMA EDITORIAL

POR LA SUPERACIÓN DEL SER HUMANO Y SUS INSTITUCIONES

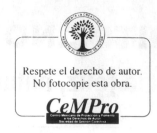

GORDITO... NO MAS

Derechos Reservados
Copyright © 2007 by Cesar Armoza

Portada:
Fotografía: Photos.com

Primera edición: 2007
© Panorama Editorial, S.A. de C.V.
   Manuel Ma. Contreras 45-B
   Col. San Rafael 06470 - México, D.F.

Tels.: 55-35-93-48 • 55-92-20-19
Fax: 55-35-92-02 • 55-35-12-17
e-mail: panorama@iserve.net.mx
http://www.panoramaed.com.mx

Printed in Mexico
Impreso en México
ISBN 968-38-1664-9

Las informaciones y los procedimientos contenidos en el presente libro están basados en las investigaciones y en las experiencias personales y profesionales del autor. No pretenden ser usadas como sustitutos de la consulta con su médico o con otro proveedor de servicios para la salud. La casa editora y el autor no son responsables de cualquier efecto o consecuencia adversa que resulte del uso de alguna de las sugerencias, preparaciones o procedimientos discutidos en este libro. Todo lo perteneciente a su salud física deberá ser siempre supervisado por un profesional de la salud.

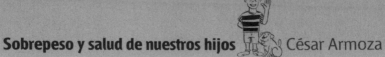
INDICE

Estando en Florianópolis en Brasil nació la idea de este libro. Tengo que agradecer a mis sobrinos profesionales. Primero y principal a Marineiva Silvestrini Galante que trabajó en la idea y desarrollo de todo el texto. Los dos estuvimos siempre de acuerdo que un punto fundamental era el amor y la dedicación en familia para resolver este problema de salud que aqueja a nuestros niños. Pero Mari y yo quisimos ir un paso mas allá y hablar de la necesidad "urgente" que tenemos en nuestras familias de estrechar las relaciones de todos sus miembros en cosas cotidianas como comer juntos, hacer actividades compartidas y tener el tiempo de calidad con nuestros hijos y nuestra pareja.

Con Andrés Galante trabajamos en el diseño visual del libro que logra llegar didácticamente a padres y niños. Sus ideas fueron plasmadas en varios detalles que permiten la lectura rápida y formativa de todo el material expuesto.

César Armoza
Nueva York

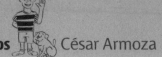
Quiero agradecer a:

A la Asociación Nacional de Alteraciones Alimenticias de los Estados Unidos, NEDA National Eating Disorders Association, por haberme nombrado Coordinador de la Campaña Nacional. Si bien el trabajo es arduo, la experiencia de llegar a gente con problemas de Anorexia, Bulimia, Sobrepeso y Obesidad, me ayudó a entender cuales eran la temáticas de sus vidas y de sus hogares de origen y poder estar mas cerca de la realidad de estos problemas de salud.

A Joaquín Croxatto que le dió vida e imagen a Pepito. Los dibujos de Pepito nos ayuda a entender el comienzo del problema y como a través de los consejos Pepito logra ser un niño saludable.

A la Fundación de Salud de Niños, The Children's Health Fund, de Nueva York por toda la información, seminarios y material en el tema "El desafío de la pediatría en la obesidad en niños y adolescentes".

Al East Harlem Community Health Committee, Subcomite de Pediatría (Pediatric/Child Health Subcommittee) por permitirme participar en sus reuniones, obtener información y experiencia en los problemas de salud de los niños.

A mi mama, la Psicóloga Social y Master en Programación Neurolengüística Esther Barnatán Armoza por haber revisado cuidadosamente el material final de este libro, con importantes sugerencias.

Al Dr. Berko Katz por la lectura y corrección final.

A todos los padres que confiaron en el tratamiento con Acupuntura en mis clínicas y trajeron a sus niños por diversos problemas de salud para tratamiento complementario, junto con lo que estaban haciendo con el pediatra.

Y por último y fundamentalmente a mis pacientitos que a través de ellos y con una excelente relación paciente-profesional pude captar las necesidades que tienen no solamente en los tratamientos en la clínica sino también en la extensión en sus hogares y escuela.

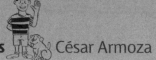
PRÓLOGO

¿Tendrá Pepito una infancia saludable?

¿No estará faltando algo en su vida?

¿El hecho de que casi siempre coma afuera, es bueno?

¿El tiempo que pasa delante de la computadora, de la televisión y de los videojuegos, no podría ser alternado con actividades al aire libre o ejercicios físicos?

¿Está bien que el niño sea "llenito" o sus padres deberían preocuparse más por su salud?

¡Pepito se está encaminando hacia la obesidad!

Preocupado con la salud de todos los "Pepitos" fue que me surgió la idea de escribir este libro.

Tenemos en nuestras manos la responsabilidad de cambiar una situación que cada día se agrava más:

Nuestros niños se están volviendo gordos.

Si miramos hacia nuestro alrededor vemos que los pequeños de hoy están cada vez más sedentarios. Pasan la mayor parte del tiempo en actividades pasivas y poco productivas cuando deberían estar jugando al aire libre, practicando algún deporte o actividad física y alimentándose de manera sana.

Abra sus ojos y preste atención. La próxima vez que vaya a buscar a su hijo a la escuela vea como están sus compañeritos. Usted va a comprobar que la gran mayoría están obesos o tienen sobrepeso.

Eso es una pena. Pero hay solución.

Nuestros niños necesitan que le demos más importancia a su manera de vivir, que los ayudemos a tener una vida sana. Para eso debemos empezar por nosotros mismos.

¿Realmente llevamos una vida saludable?
¿Somos un buen ejemplo para nuestros hijos?
Los invito a leer este libro que los hará pensar, reflexionar, saber detectar el problema y solucionarlo.

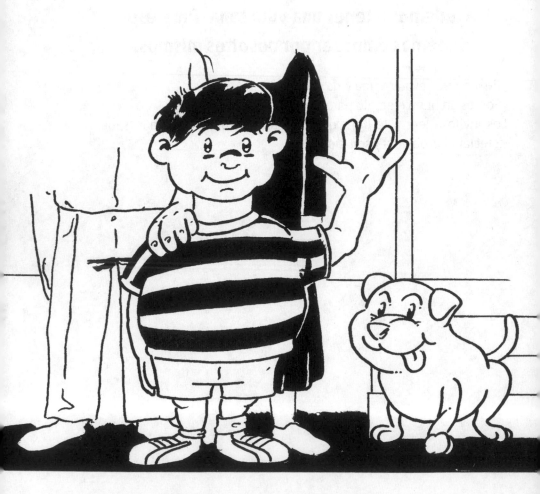

Parte 1: Una infancia saludable

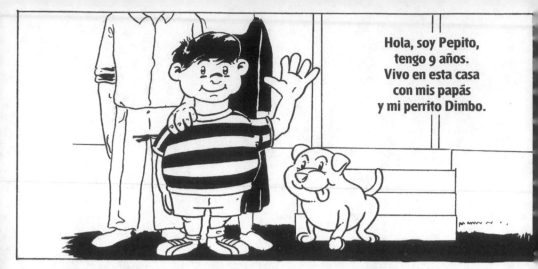

Hola, soy Pepito,
tengo 9 años.
Vivo en esta casa
con mis papás
y mi perrito Dimbo.

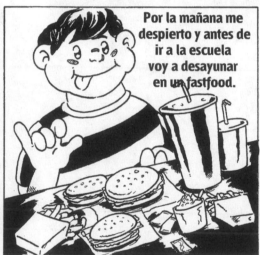

Por la mañana me
despierto y antes de
ir a la escuela
voy a desayunar
en un fastfood.

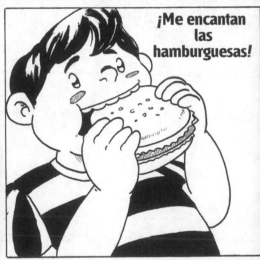

¡Me encantan
las
hamburguesas!

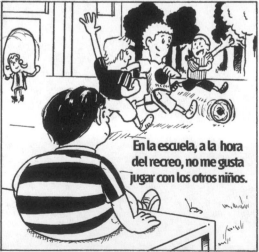

En la escuela, a la hora
del recreo, no me gusta
jugar con los otros niños.

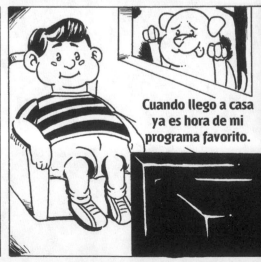

Cuando llego a casa
ya es hora de mi
programa favorito.

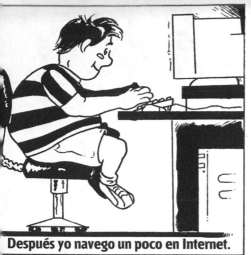

Después yo navego un poco en Internet.

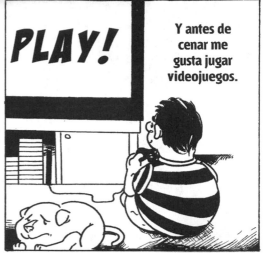

PLAY!

Y antes de cenar me gusta jugar videojuegos.

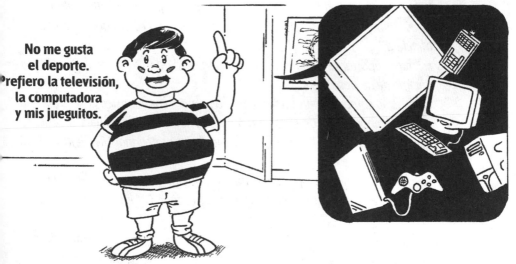

No me gusta el deporte. Prefiero la televisión, la computadora y mis jueguitos.

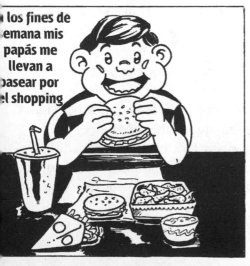

los fines de semana mis papás me llevan a pasear por el shopping

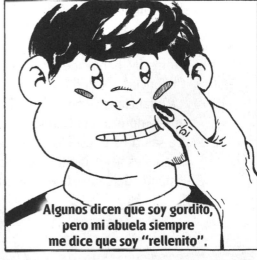

Algunos dicen que soy gordito, pero mi abuela siempre me dice que soy "rellenito".

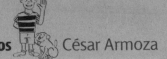
¿QUE ES UNA INFANCIA SALUDABLE?

" Para mí tener una infancia saludable es poder jugar con mis amigos, ir a la escuela y hacer las actividades que me gustan como nadar y andar en bicicleta.

Es muy importante también tener el cuerpo saludable, o sea, no estar por encima de mi peso ideal.

En mi casa comemos muy bien. Mi mamá prepara comidas ricas y se preocupa por la alimentación de todos. Cuando ella sale a trabajar, deja preparada la comida para mí y Carolina, mi hermanita, para cuando lleguemos de la escuela.

Los fines de semana mi papá cocina para que mi mamá pueda descansar, y después de las comidas siempre salimos a pasear o vamos al club a nadar en la piscina."

Julia, 11 años

Una infancia saludable significa también estar bien consigo mismo y con todos a su alrededor, principalmente tener mucho amor y cariño de los familiares y de los amigos.

Antes de hablar de "infancia saludable", voy a explicar lo que es "infancia" y "salud".

La infancia es el período de la vida humana desde que se nace hasta que empieza la pubertad, alrededor de los doce años.

La salud es el estado de aquel cuyas funciones orgánicas, físicas y mentales se encuentran en situación normal. Eso significa que no sólo estando delgado o bien entrenado una persona es saludable, sino que además tiene que estar bien de espíritu y mente.

En este capítulo voy a dar consejos para obtener salud y específicamente la salud infantil.

Para que un niño tenga una infancia feliz y saludable es necesario mucha atención y amor en un ambiente familiar equilibrado y sano.

Si el ambiente en donde vive el niño es sano, él se tornará un adulto consciente, creativo y responsable, que se preocupa por su salud y por el mundo que lo rodea.

Hay innumerables cosas que los padres pueden hacer para ayudar a que sus hogares sean ambientes propicios para que sus hijos crezcan de manera saludable y feliz.

Durante este capítulo desarrollaré lo que considero más importante, para una infancia feliz.

ACTIVIDADES EN FAMILIA

Los papás, cansados después de un largo día de trabajo, regresan a su casa y, mientras la mamá se ducha o cocina, el papá se pone a mirar la televisión o a leer un periódico. El hijo se acerca y le pregunta: papá, ¿quieres jugar conmigo? El papá no le contesta. El niño vuelve a intentarlo: papá, ¿juegas conmigo? El papá ya muy irritado, se levanta y se va.

Una escena muy triste, pero que suele suceder a menudo.
Aunque estemos muy agotados, tenemos que darnos cuenta de la falta que les hacemos a nuestros hijos cuando estamos fuera de casa. A veces estar con ellos durante diez minutos, jugando o conversando, ya es suficiente para que se pongan felices y se sientan amados.

> **Las actividades realizadas en familia son indispensables y muy importantes para que haya unión y comunicación entre sus miembros.**

Si la convivencia está disminuyendo cada vez más, hay que pensar en los motivos que llevan a eso y empezar a hacer cambios.
Aunque los papás estén divorciados, eso no impide pasar un poco de tiempo con los hijos, llevarlos a pasear, prepararles una buena comida, incentivarlos a que tengan una vida lo más sana posible.
Muchas veces la poca convivencia familiar tiene como excusa la falta

de tiempo o de dinero, pero si realmente existe el deseo de compartir momentos juntos, se encontrará una forma de lograrlo.

Algunas actividades, aunque parezcan sencillas, son realmente importantes y verdaderamente placenteras:

Hacer las comidas juntos

Aunque una persona esté demasiado ocupada, carezca de tiempo, ella tiene que comer, ¿no es cierto? Si una familia casi no se encuentra durante el día, el horario de las reflexiones puede tornarse un momento de alegría y de conversación. Es muy importante que la televisión no esté prendida en los momentos de la comida. El papá o la mamá pueden empezar contando algo gracioso que les pasó durante el día, algo que han leído o que alguien les comentó, no importa. Lo importante es que sea algo divertido. Si los padres al llegar a casa les comentan a sus hijos un accidente que vieron o un crimen que alguien cometió, el clima de la comida se vuelve desagradable. Si usted está separado (a) y no vive con sus hijos, los invita a que vengan a su casa y prepare algo rico. Si prefiere llevarlos a comer afuera, elija un restaurante que sirva comidas ricas y sanas. Hay muchos.

Leer una historia juntos antes de dormir

Ya sabemos que los padres o los tutores son responsables por la mayoría de los hábitos de los hijos. Si el niño ve a sus padres o tutores leyendo, eso le despertará la curiosidad y el gusto por los libros. Recuerde que la mejor forma de hacer que los niños se interesen por la lectura es que los adultos que los cuidan sean lectores. El ambiente de familiaridad que se va desarrollando en los niños cuando comparten cuentos con los adultos es uno de los mejores regalos que pueden recibir. Los niños sienten que se preocupan por ellos y que quieren

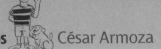
compartir esos momentos juntos. Compre una pequeña biblioteca para cada uno de sus hijos. Que allí pongan los libros y otros recuerdos que pertenezcan a ellos. Incluso si desea ponga la biblioteca en la cocina. El lugar ideal, a veces, es la cocina. Puede pedirles a sus hijos que lean todos los días 30 minutos de sus libros preferidos o de las lecturas que le pidan en su escuela.

Pasear

Caminar por el parque cerca de casa o por las calles del barrio después de la comida, salir juntos en bicicleta o a pasear la mascota, visitar un pariente o amigo que vive cerca de casa. Esos momentos pueden ser aprovechados para que el organismo haga la digestión y para que adultos y niños conversen sobre como fue su día.

Practicar algún deporte

También el deporte puede ser pasado de padre a hijo. Si los padres practican baloncesto, por ejemplo, es muy probable que los hijos adquieran gusto por practicarlo. No cuesta casi nada colgar una red de baloncesto detrás de la casa y hacer de ese espacio un lugar de encuentro y diversión para padres e hijos.

La Organización Mundial de la Salud recomienda que un niño practique 30 minutos diarios de alguna actividad física. Si en una familia no existe la costumbre de practicar actividades juntos, no es tarde para que los padres o tutores incentiven sus hijos a empezar.

Claro que eso va a costar un poco de esfuerzo, pero los adultos deben recordar siempre que el ejemplo debe partir de ellos.

CONSEJO

Comience por usted mismo, cambie sus hábitos para que sean sanos y después incentive a su familia a seguir su ejemplo.

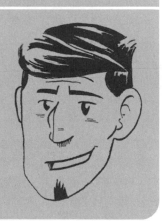

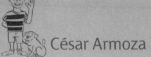
LA PANTALLA EN LOS HOGARES

En la familia de Santiago la televisión era el miembro principal, se quedaba casi todo el día prendida... Hasta que se rompió.

El problema era grave y el técnico les comunicó que iba a tardar una semana en arreglarla. La tristeza en la casa de Santiago era general.

Tras dos días sin saber qué hacer para pasar el tiempo, Santiago decidió salir a pasear con los niños. Fueron al parque, tomaron un jugo de fruta, caminaron por las calles de su barrio. Al otro día, en el horario de la telenovela, decidieron salir a cenar en la casa de la abuela. La semana pasó y la siguiente también.

Un bello día el técnico llama por teléfono para saber porque no habían ido a buscar la televisión.

Santiago, muy sorprendido, se dió cuenta de que se habían olvidado por completo de buscarlo.

A partir de ese día la familia de Santiago nunca más se quedó horas y horas delante de la televisión. Tenían mucho que disfrutar.

El televisor y la computadora se transformaron en los enemigos de una infancia saludable. Ya ha sido comprobado que los niños con sobrepeso y los obesos pasan mucho tiempo mirando televisión o delante de la computadora.

El hábito de comer y mirar televisión es uno de los responsables por la ruptura de las familias. Es ese aparato que muchas veces cumple el papel de educar y definir el carácter de nuestros hijos.

No es que el niño no pueda nunca mirar televisión o estar delante de la computadora, pero hay algunas cosas a considerar. Algunas recomendaciones que pueden ayudar son:

•Incentive otras actividades recreativas que reemplacen el estar delante de la televisión o de la computadora.

•No use esos aparatos como niñera, para que los niños estén tranquilos y sin molestar.

•Haga una selección de los programas, juegos y páginas web que los niños puedan mirar y jugar. Evite programas y juegos violentos o que los incentiven de manera negativa.

• Evite que el niño vea televisión o esté navegando por la Internet solo. De esa manera alguien siempre puede ayudarlo a evaluar situaciones que no entiende.

•Controle el tiempo que los niños se quedan delante de la televisión y de la computadora. Establezca, por ejemplo, una hora diaria para cada aparato y observe que los niños cumplan ese horario.

•No ponga la televisión cerca de la mesa de comer. Si eso es imposible por el espacio físico, entonces no la prenda durante las comidas.

Como siempre, el ejemplo de los padres es fundamental. Si los padres son adictos a la tele es muy probable que los hijos también lo sean.

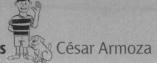
EL AMOR EN EL AMBIENTE FAMILIAR

"El medio mejor para hacer buenos a los niños,
es hacerlos felices."
Oscar Wilde

Nuestra personalidad está directamente influenciada por el ambiente que vivimos. La manera como los miembros de una familia se relacionan determina valores, afectos, actitudes y modos de ser que el hijo va asimilando desde el momento en que nace. Por eso debemos dedicar tiempo y esfuerzo a nuestra familia. La escuela nos ayuda en esa tarea, pero nunca sustituye a los padres o a los cuidadores.

La diferencia entre unas familias y otras es que unas tienen un ambiente familiar positivo y constructivo, que le da al niño un desarrollo adecuado y feliz.

En cambio otras familias no viven de manera amorosa, lo que hace que el niño no adquiera el mejor modelo de conducta o que crezca lleno de carencias afectivas.

Es muy importante que los niños sepan que son amados.

Para ello, además de decírselo con palabras, tenemos que demostrarles siempre lo que sentimos, hacerles saber que nos gusta su manera de ser, que queremos que sean felices, que se sientan seguros en su hogar

y que tendrán apoyo y reconocimiento siempre que lo necesiten.
¿Cómo conseguir eso?
Eso puede ser logrado con pequeños detalles: mostrando interés por sus cosas, preguntando, felicitando cuando logran algo, buscando saber que les gusta, y especialmente mostrándonos comprensivos y pacientes.

Debemos siempre fortalecer las actitudes positivas de nuestros hijos, cada vez que las realicen, con palabras que manifiesten seguridad y afecto para que se sientan amados y valorados.

El amor de la familia es una fuente de alegría. Un hogar que ofrece muestras de amor goza de una excelente salud mental y eso favorece la salud física.

Los padres son responsables de proporcionar el bienestar económico y la educación de sus hijos, como también del aspecto afectivo.

Si los padres están separados, lo que es muy común hoy en día, eso no impide que los hijos se sientan amados. Los padres, abuelos y la familia en general, aunque vivan lejos del niño, pueden encontrar mil maneras de hacerles saber que es importante para ellos.
Muchas veces la disolución de la familia puede llevar al niño a la obesidad como forma de llamar la atención para sus carencias

25

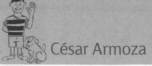
afectivas.

El niño al sentirse amado y comprendido por sus padres, tutores y parientes, realizará acciones positivas que le permitirán alcanzar un pleno desarrollo físico y mental, y las metas que se proponga en la vida.

CONSEJO

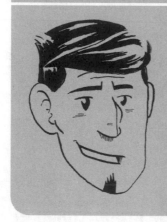

La televisión puede traer buenos ejemplos para el hogar, incluso hay programas muy buenos. Pero los niños sólo sabrán diferenciarlos si los padres les ayudan.

EL EJEMPLO VIENE DE LOS ADULTOS

"La vida de los padres es el libro de ejemplos de los hijos."
Benjamín Franklin

Normalmente padres concientes suelen educar bien a sus hijos. Ellos son un espejo de todo lo que somos y hacemos, por eso es tan importante que tengamos una vida sana, para que ellos puedan tenernos como referencia.

El ejemplo de los padres o de los tutores de un niño es decisivo en la formación de sus actitudes y conductas.

Si los padres son activos, el hijo será muchas veces más activo que un hijo de padres sedentarios.

Irma está separada y vive con el hijo Pablo de 10 años. Intenta darle al niño una vida sana. Su ex marido es alcohólico y casi no visita al hijo. Cuando lo hace, se presenta alcoholizado, lo que ocasiona discusiones entre la pareja. ¿Pablo puede tener una vida sana con un padre que no le sirve de ejemplo?

La respuesta es SÍ. El ejemplo de la madre alcanza para que Pablo lleve una vida saludable lejos de los vicios.

Los niños tienen una gran capacidad de aprender a separar lo que es bueno de lo que es malo. Sólo hace falta que alguien les enseñe el camino.

27

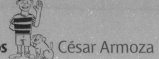

Ese alguien puede ser la madre, el padre, el abuelo, el hermano mayor. En fin, un adulto que sirva de espejo para que el niño pueda guiarse. Si los hijos crecen en un ambiente donde las personas llevan una vida sana, comiendo bien, practicando ejercicios físicos, respetando su hogar y su familia, entonces serán adultos sanos que se respetarán a si mismos y a los demás.

Decir una cosa y hacer otra puede confundir a los niños.

Si fumamos, no podemos decir a un niño que fumar es perjudicial para la salud. Si nos alimentamos mal no podemos pretender que nuestros niños aprendan a comer de manera sana.

Lo mismo ocurre cuando el matrimonio exige que el hijo mayor sea paciente con el hermanito menor, si los padres suelen discutir por cualquier motivo.

Katia, madre de Mariana, de 3 años, sabe que eso de "haga lo que yo digo" no trae resultados sin acciones concretas. Cuenta que una noche preparó puré de zanahoria para acompañar el pollo asado en la cena y el marido reclamó delante de la niña comer comida frita con papitas. Inmediatamente Katia le recordó que ellos debían darle el ejemplo a la hija. Ella y su marido Pablo cambiaron muchos hábitos alimenticios después que Mariana nació. Además de la comida sana, se reúnen a la mesa para comer y no en el sillón mirando la televisión como solían hacerlo antes.

Alimentación saludable

Antiguamente casi todos hacían sus comidas en casa y los niños comían aquello que elegían sus padres. Nadie reclamaba el menú pues este seguía las reglas de la tradición de la familia.

La dieta de nuestros abuelos puede ser considerada, hoy en día, poco saludable pues era formada por mucha carne, grasas, pancetas y mucha fritura. Pero no se puede olvidar que el estilo de vida en esa época era muy diferente al actual. Las personas tenían una actividad física más intensa, comían en horario y caminaban más. Los casos de sobrepeso eran muy pocos.

Pero las cosas han cambiado mucho.

Hoy en día todo es muy fácil y cómodo, lo que hace que quememos cada vez menos calorías. Los niños pasan más tiempo acostados o sentados delante de la televisión o de un videojuego que practicando deportes o haciendo actividades físicas. La consecuencia de esa comodidad es el aumento de peso.

No es tarea fácil elegir qué alimentos son saludables pues las opiniones que escuchamos a diario son muy variadas. La televisión muestra un reportaje diciendo que el aceite hace daño a la salud y enseguida, en alguna nota de revista, alguien afirma que el aceite es indispensable y lo que hace daño es la carne de res. De esa manera es muy difícil saber qué es lo que podemos comer sin preocupaciones.

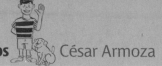
Sin saber que dieta elegir, los padres permiten que sus hijos coman alimentos cada vez más perjudiciales.

Para descubrir si sus hijos están alimentándose bien, responda a las siguientes preguntas:

¿La dieta de los niños incluye muchos alimentos industrializados y listos para comer?

¿Consumen muchos dulces, chocolates y galletitas?

¿Prefieren masas, tortillas y pan blanco a productos integrales?

¿Comen en fastfoods más de tres veces a la semana?

¿Toman más gaseosas que agua o jugos naturales sin azúcar?

Si la mayoría de las respuestas ha sido Sí, entonces hay que adoptar urgentemente una dieta sana y equilibrada.

Los cuidados con la alimentación de los niños debe ser una preocupación constante de los padres y tutores.

No les digo que sea fácil tener siempre en la heladera verduras y legumbres frescas. Tampoco es fácil disponer de tiempo y ganas para preparar jugos o comidas variadas y sanas.

Pero si los adultos enfrentan eso de manera positiva y con humor, cambiando los hábitos poco a poco, estarán haciendo que esos hábitos se tornen rutinarios para los niños.

Atravez de este libro hablaré más sobre alimentación e incluso les daré algunos consejos para que la hora de preparar las comidas y la hora de comer sean más divertidas y saludables.

Sus Notas

_____

_____

_____

_____

_____

_____

_____

_____

_____

_____

_____

_____

_____

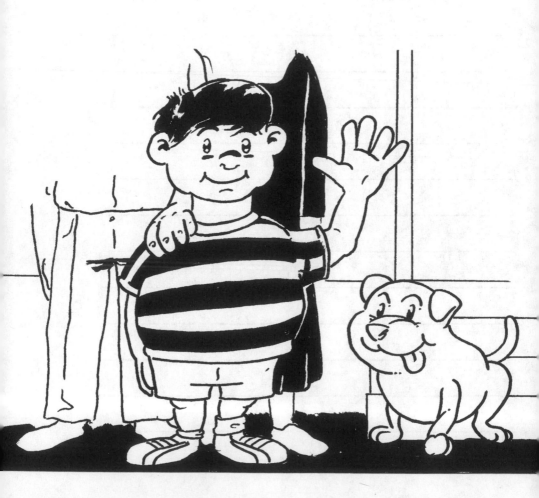

Parte 2: Obesidad infantíl, un gran problema

Esta semana en la escuela fui con mis papás a una charla sobre obesidad.

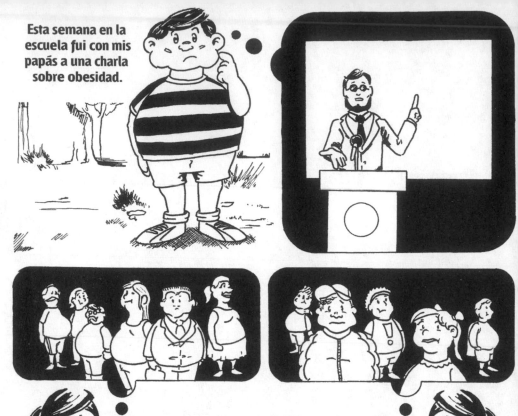

Yo no sabía que hay tantas personas obesas en el mundo

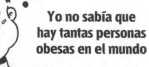

Y que cada vez más niños tienen sobrepeso o son obesos

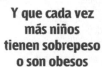

DIABETES
DEPRESION
ASMA
INFARTO

Tampoco sabía cuantos problemas son causados por la obesidad.

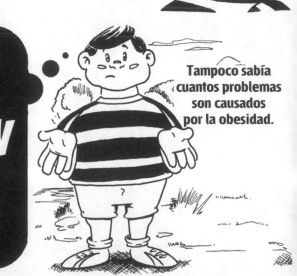

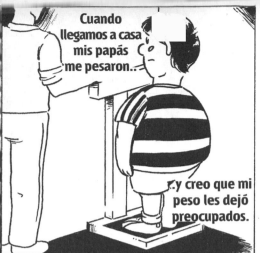

Cuando llegamos a casa mis papás me pesaron...

...y creo que mi peso les dejó preocupados.

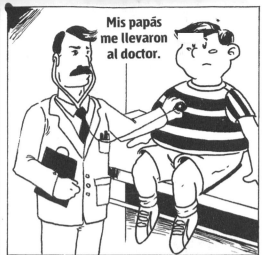

Mis papás me llevaron al doctor.

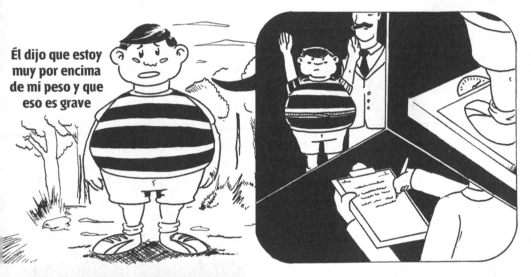

Él dijo que estoy muy por encima de mi peso y que eso es grave

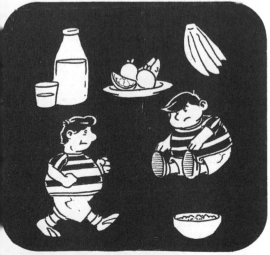

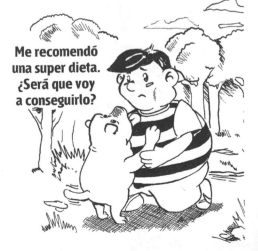

Me recomendó una super dieta. ¿Será que voy a conseguirlo?

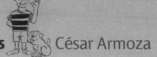

OBESIDAD INFANTIL, UN GRAN PROBLEMA

La palabra obesidad viene del latín obesus y significa "persona que tiene grasa en demasía".

Hubo un tiempo en que un niño gordito era visto como sinónimo de buena salud. Hoy la obesidad infantil se ha transformado en un gran problema. Desde1979 la Organización Mundial de la Salud incluyó a la obesidad entre las enfermedades epidémicas.

Es visible que cada día hay más niños con sobrepeso. Sea porque llevan una vida muy sedentaria, pasando mucho tiempo delante de la televisión, o sea porque los padres o responsables trabajan, no tienen tiempo de preparar comidas saludables y optan por los fastfoods. No importa la causa, hay que saber reconocer el problema y encontrar la solución.

Si no empezamos a cuidar de nuestros niños, en el futuro ellos se volverán adultos obesos.

Todos sabemos que las personas obesas sufren mucho con la discriminación social. No se trata solamente de un factor estético, sino de algo que genera riesgo para la salud, afectando la autoestima, la calidad de vida y el bienestar de la persona.

Según estudios recientes, en los Estados Unidos, uno de cada tres niños que está caminando por la calle tiene sobrepeso y uno o dos de cada diez tienen obesidad. De esos niños, aproximadamente 30%

serán adultos obesos.

El sobrepeso significa un aumento de entre un 10 y un 20% del peso ideal y la obesidad es un aumento mayor al 20%.

Como los dos estados son serios y perjudican igualmente a la salud, a partir de ahora trataremos los dos por obesidad.

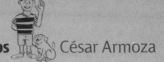
LA OBESIDAD Y LAS ENFERMEDADES

Son muchas las secuelas dejadas por la obesidad. Algunas aparecen a corto plazo, ya otras a medio y largo plazo. Veamos algunas de ellas:

A corto plazo
Alteraciones psico sociales, incluso en edades tempranas, burlas y marginación por parte de otros niños.

A medio plazo
Aumenta la incidencia de diabetes tipo 2, principal causa de mortalidad cardiovascular; alteraciones ortopédicas, respiratorias y cutáneas; mayor riesgo de intolerancia a la glucosa; hipertensión arterial y alteraciones del colesterol y triglicéridos; falta de agilidad.

A largo plazo
En la adolescencia puede generar como contrapartida trastornos de alimentación como bulimia y anorexia nerviosa, repercusión psicológica, social, educativa y laboral. Y en edad adulta aumenta el riesgo de padecer enfermedades cardiovasculares.

Una de las más preocupantes enfermedades asociadas a la obesidad infantil es la diabetes tipo 2, que hasta hace poco era considerada solo en adultos. Este tipo de diabetes perjudica las arterias, la vista, los riñones y el cerebro.

38

Aunque la lista de enfermedades causadas por la obesidad sea larga, no incluye todos los problemas de salud que puede encontrarse en un niño con sobrepeso y obesidad.

Las investigaciones médicas están siempre encontrando nuevas enfermedades relacionadas al tema.
Eso nos muestra cuan es serio el problema de la alimentación y tratamiento de nuestros niños.

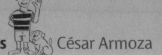
COMO SABER SI UN NIÑO ES OBESO

Que un bebé sea "llenito" no significa necesariamente que cuando crezca vaya a ser un adulto obeso.

Los bebes son gorditos porque tienen reserva de gordura y van a necesitar de ella cuando empiecen a caminar. Esas reservas serán consumidas a medida que el niño vaya creciendo.

A los cinco o seis años la reserva de gordura está, normalmente, en un nivel muy bajo y permanece así hasta los siete, cuando vuelve a crecer.

Si los niños comen mucho dulce y comidas grasosas las células se desarrollan más temprano. A los cuatro o cinco años los niños producen la grasa que sólo deberían producir cerca de los siete años. De esa manera desarrollan la obesidad.

Los padres deben acompañar el crecimiento de los niños, estar siempre atentos verificando con el pediatra si están dentro de los límites normales de peso y estatura.

Para saber objetivamente si una persona está dentro de los límites de su peso, hoy en día en salud se utiliza el Índice de Masa Corporal, BMI (en inglés Body Mass Index).

Aunque la obesidad esté directamente relacionada al peso del cuerpo la forma en que se evalúa hoy profesionalmente es a través del Índice de Masa Corporal teniendo en cuenta el sexo y edad. Veamos en el Apéndice A como calcularlo, como ver si los niños están por debajo del peso normal, normales, en riesgo de sobrepeso o en sobrepeso. Por eso hay que tener mucha cautela y antes de empezar alguna dieta, hacer ejercicios físicos o tomar cualquier medicación, se debe hacer una consulta al médico de confianza de la familia.

Consejo

Solamente el médico puede diagnosticar con seguridad si el niño está obeso o no, y así aconsejar su dieta y tratamiento

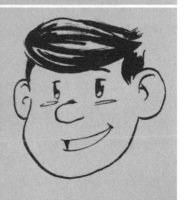

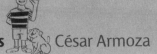

LA PREVENCIÓN Y NUEVOS HÁBITOS

Los especialistas aportan una serie de consejos para controlar mejor la alimentación de los hijos y evitar la obesidad:

•Reducir al máximo o prohibir las golosinas, la confitería industrial y la comida basura.

•Aumentar y estimular la actividad física y hacer deporte al aire libre por lo menos media hora al día.

•Seguir una dieta controlada por sus profesionales de la salud.

•Disminuir las horas delante de la televisión y de juegos sedentarios.

• No saltarse ninguna comida: desayuno, snack, almuerzo, merienda y cena.

•No hacer cenas rápidas de hamburguesas o pizzas y optar por algo un poco más elaborado o ensaladas.

•Masticar despacio los alimentos.

•Enseñar al niño a no compensarse ni gratificarse con las golosinas o chuchearías.

•Tener siempre frutas y verduras limpias a las que el niño tenga fácil acceso cuando tenga hambre.

•No dejar que desarrolle otro tipo de actividades mientras come (ver televisión o jugar con los videojuegos...).

•Llevar una dieta equilibrada que siga la pirámide de alimentación, que será explicada mas adelante.

•No obligarles a comer mucho porque hay edades en las que se necesita menor cantidad.

•Predicar con el ejemplo en todos los aspectos.

Las medidas de prevención deben aplicarse a todos los niños desde el nacimiento, pero especialmente si existen "factores de riesgo"

Padres obesos

Estudios de la Universidad de California han demostrado que cuando los dos padres son obesos, los niños tienen probabilidades seis veces mayores de crecer siendo obesos que los niños cuyos padres no lo son. Si sólo uno de los padres es obeso, la probabilidad se reduce a dos veces.

Sedentarismo

Los niños llevan una vida sedentaria en la que no practican deportes ni actividades familiares como paseos en bicicleta, en patines o caminando. Un estudio señala que más del 43% de los niños ve al menos dos horas de televisión por día y pasa más tiempo con juegos de video y computadoras.

Aumento considerable de peso antes de los 6-7 años. Como ya se ha dicho, a los cinco o seis años el niño tiene una reserva de gordura en nivel muy bajo, que sólo volverá a crecer a partir de los siete años.

Exceso de consumo de grasas y escaso de frutas, verduras y fibra.

Los niños y jóvenes frecuentan los restaurantes de comida rápida un promedio de dos veces por semana.

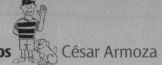

Para prevenir la obesidad desde muy temprano es necesario cambiar los hábitos de toda la familia. Los hábitos alimenticios se forman desde bebé.

Por eso que la madre amamante al bebé es la mejor forma de empezar a criar un niño saludable.

Los bebés que toman pecho tienen menor incidencia de obesidad en su infancia y sus madres regresan a su peso anterior más rápido que las madres que dan leches de formula.

La leche materna contiene grasas y proteínas que difieren de manera importante de aquellas disponibles en leches de fórmula. Las proteínas en la leche materna existen en las proporciones correctas y también son mucho más fáciles de absorber que las cantidades mayores que se encuentran en las leches artificiales. El niño que no recibe leche materna tiende a almacenar dichas cantidades mayores de proteínas en forma de grasa, incrementando su riesgo de obesidad.

Vea algunos beneficios de la lactancia natural para el niño:

• Reduce el riesgo de mortalidad infantil.

• Disminuye el número y la gravedad de las infecciones como las de la sangre, las intestinales, las respiratorias, las urinarias, las otitis medias, las meningitis bacterianas o las diarreas.

• Los bebés corren un menor riesgo de alimentación excesiva.

• Se favorece el adecuado desarrollo de la mandíbula y las demás estructuras de la boca.

• Potencia la inmunidad.

• Reduce el riesgo de enfermedades alérgicas como el eczema y el asma.
• Aumento de la capacidad intelectual del niño.

Usted puede empezar a introducir alimentos diferentes de la leche materna entre los cuatro y los seis meses de edad. Si lo hace de forma adecuada, estará formando en el niño hábitos que él conservará durante toda la vida.

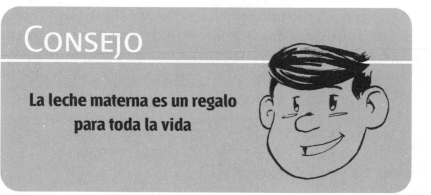

CONSEJO

La leche materna es un regalo para toda la vida

Recuerde que durante los dos primeros años de vida se genera el hábito alimenticio y usted es responsable de formar hábitos buenos.

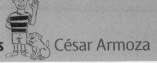
Las bases de los hábitos sanos alimenticios son:

• Imponer reglas para la alimentación (por ejemplo establecer horarios específicos para cada comida).

• Determinar el lugar para el consumo de alimentos (de preferencia siempre en casa y en la mesa).

• Indicar el comportamiento que se debe tener en la mesa.

• Promover una masticación adecuada.

Importante

Recuerde que los alimentos y principalmente las golosinas no deben ser utilizadas como premio por buen comportamiento. Eso puede hacer que el niño empiece a tener preferencia por estos alimentos, al relacionarlos con actos y conductas que ante sus padres fueron positivos.

Si la obesidad es detectada a temprana edad, pequeños cambios en la alimentación del niño y de la familia ya serán suficientes para prevenir esta enfermedad.

EL TRATAMIENTO

No está demás decir que lo primero que se debe hacer es consultar con el médico. Solo él puede diagnosticar la obesidad y trazar un plan de tratamiento que se ajuste a cada caso.

Los métodos usados para tratar la obesidad infantil se basan fundamentalmente en la combinación:

dieta ←→ actividades físicas ←→ acompañamiento familiar

Dieta adecuada:

Esta debe ser recomendada por el médico, quien hará una tabla de las calorías que el niño pueda consumir a diario. Los padres deben decir al médico qué alimentos le gustan al niño para que él pueda seleccionar los que sean adecuados para su dieta.

Más adelante hablaremos más sobre lo que es una dieta saludable.

Ejercicios físicos:

La falta de ejercicios físicos está contribuyendo a un aumento peligroso de la obesidad en nuestros niños. Ellos necesitan tener mucha actividad física, pero esas actividades deben ser acompañadas por los padres o por un adulto responsable.

A los niños se les debe dar muchas oportunidades para jugar, correr, andar en bicicleta y participar en deportes, preferiblemente todos los días. Se debe motivar al niño para que aumente su fuerza, flexibilidad y capacidad aeróbica (por medio del atletismo, por ejemplo).

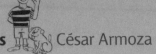
No se debe esperar que los niños realicen ejercicios de la misma manera que los adultos (como levantar pesas, por ejemplo). De hecho, no deben levantar pesos pesados de ninguna manera antes de la pubertad, pues pueden dañar a los huesos y tendones que están creciendo.

Sería conveniente encontrar la actividad que más le guste al niño e incentivarlo a practicarla. De esa manera podrá combinar diversión con ejercicios.

A los niños se les recomienda tener por lo menos de 30 a 60 minutos diarios de actividad física, objetivo que pocos logran actualmente.

He aquí algunos ejemplos de ejercicios físicos:
Caminar
Correr
Andar en bicicleta
Saltar la cuerda
Bailar
Subir escaleras
Trotar
Baile aeróbico
Patinar
Deportes de raqueta, como tenis, ping pong, etc.
Deportes en equipo: fútbol, baloncesto, jockey, béisbol, etc.
La actividad física, a parte de ayudar a mantener el peso, es importante

para desarrollar huesos sanos.

Un nutriente esencial para la salud de los huesos es el calcio, que se encuentra en muchos alimentos, pero la fuente más común es la leche y otros productos lácteos como el yogur y el queso.

Participación de los padres:

Lo más importante de cualquier tratamiento es que los padres participen activamente del proceso.

De ellos depende en gran medida el éxito de la dieta del niño.

La familia debe hacer algunos sacrificios para ayudar a que el niño supere de la mejor manera la etapa de adelgazamiento.

No comprar alimentos que el niño no pueda comer. Es muy difícil que un niño siga una dieta si abre el refrigerador y encuentra golosinas, postres, gaseosas, etc.).

No coma alimentos grasosos o dulces delante del niño. Si le dan ganas de comer algo "no sano", hágalo lejos del niño.

Practicar ejercicios físicos para darle el ejemplo:

Carlitos de 8 años seguía bien su dieta cuando estaba en casa con la familia. Pero al llegar a la escuela hacía trampa, comía la merienda de sus amigos. Los padres se dieron cuenta que él no bajaba de peso y empezaron a vigilarlo más. Cuando hablaron con la maestra, que no sabía de la dieta, esta les contó lo que pasaba a la hora del recreo. Los padres entonces le pidieron a la profesora y a los compañeritos para que le ayudasen. Solo así Carlitos pudo

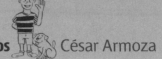

seguir su dieta de manera correcta y al cabo de cinco meses estaba con el peso normal para su edad.

Cuando el niño sale de casa y va a la escuela los padres no pueden vigilarlo, por eso hay que hacer que el niño tome conciencia de cuan importante es la dieta para su salud. También es importante avisar a los profesores y a los compañeritos más próximos para que ayuden al niño a superar esta etapa.

La Autoestima
Si un niño pesa mucho, es muy importante enfocar su autoestima.

> ## El niño obeso normalmente sufre prejuicios por parte de los demás y esto puede afectar la manera cómo él se siente con respecto sí mismo.

Mientras muchos niños crecen y la gordura desaparece, algunos niños crecen y continúan obesos. Un niño con poca autoestima puede usar la comida como apoyo emocional.
Construir la autoestima del niño le ayudará a combatir cualquier efecto negativo que surja al sentirse diferente o rechazado por otras personas.

CONSEJOS PARA AYUDAR A LA AUTOESTIMA DE SU NIÑO

• Evite diferenciar al niño obeso de los demás. En la mayoría de las veces el niño ya se siente diferente.

• Nunca se burle del peso de su niño.

• Deje que su niño use ropa igual a la que usan los otros niños.

• No compare a su niño con otros niños que son delgados.

• No eche la culpa al niño por ser obeso. Recuerde que él no quiere ser así.

• Siempre de estímulos y apoyo al niño. Usted puede ayudarlo a ser más fuerte de lo que es.

• Déjele saber a su niño que usted lo quiere mucho sin importarle lo que pesa.

• Hágale saber que los errores son parte natural del crecimiento. Todos (incluyendo los adultos) cometemos errores.

• Felicite a los niños cuando estos cooperen con usted, cuando le ayuden, cuando se expresen de buena forma hacia los demás.

• Cuando el niño se porte mal, aprenda a separar el mal comportamiento de la personalidad del niño. Dígale por ejemplo: "No me gusta cuando haces esto, pero todavía me gustas como persona". Déjele saber que cree en él o ella.

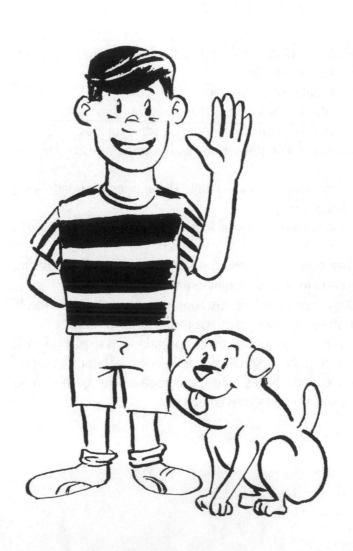

Parte 3: Cómo alimentar a los niños

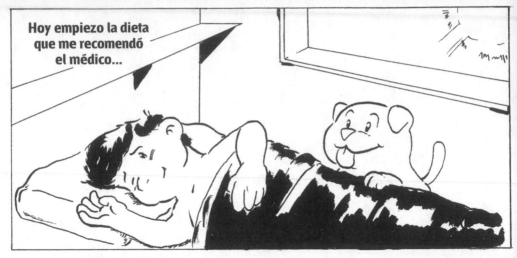

Hoy empiezo la dieta que me recomendó el médico...

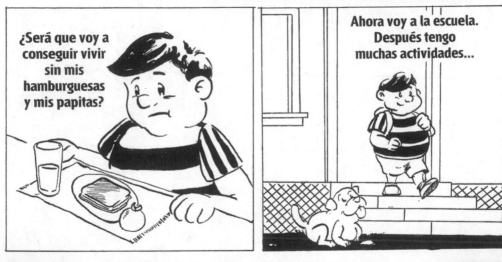

¿Será que voy a conseguir vivir sin mis hamburguesas y mis papitas?

Ahora voy a la escuela. Después tengo muchas actividades...

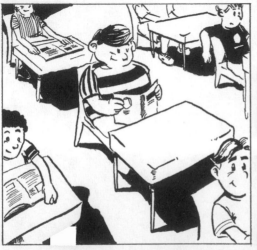

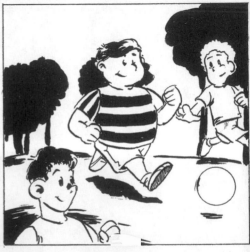

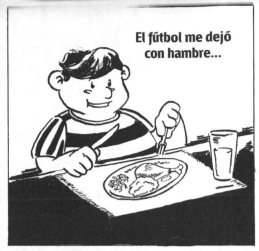

El fútbol me dejó
con hambre...

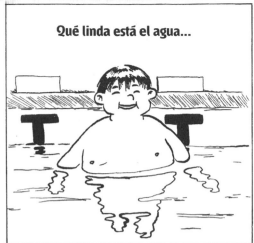

Qué linda está el agua...

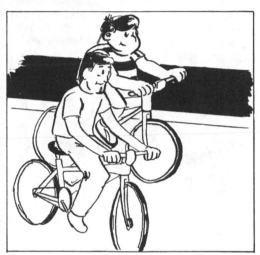

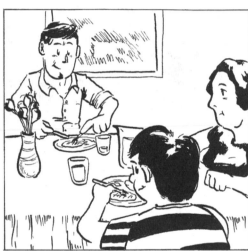

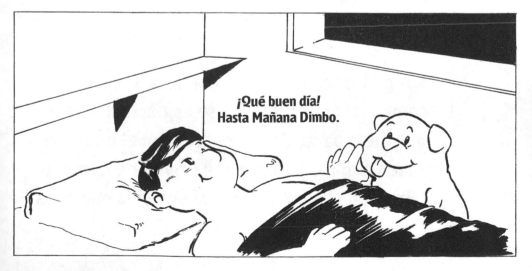

¡Qué buen día!
Hasta Mañana Dimbo.

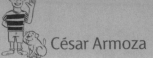
CÓMO ALIMENTAR A LOS NIÑOS

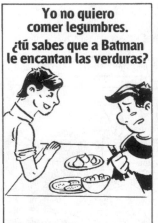

Yo no quiero comer legumbres.

¿tú sabes que a Batman le encantan las verduras?

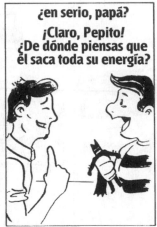

¿en serio, papá?

¡Claro, Pepito! ¿De dónde piensas que él saca toda su energía?

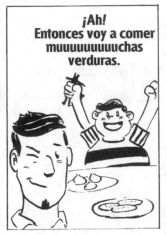

¡Ah! Entonces voy a comer muuuuuuuuchas verduras.

No es fácil adaptarse a una dieta. Si para una persona adulta es difícil, imagínense para un niño, sobre todo cuando sus amigos pueden disfrutar de los alimentos y golosinas que a él se le niegan.

Los padres pueden ayudar mucho si optan por acompañar al pequeño en su esfuerzo, haciendo una dieta parecida. Compartir con el niño una alimentación equilibrada le servirá de ejemplo. Al final toda la familia ganará una vida más sana.

Una dieta saludable:
Mantener una dieta saludable requiere mucho esfuerzo, compromiso y dedicación.
Preparar una buena comida puede ser entendido como tarea muy trabajosa, aunque no lo sea. La preparación de un almuerzo o de una cena puede ser un momento de mucha intimidad y amor entre las personas.

Una dieta sana debe ser:
Variada: No existe un alimento que nos de todos los nutrientes necesarios. Una dieta variada incluye todos los alimentos de los grupos de la Pirámide Alimenticia, que veremos más adelante.

Equilibrada: Que aporte las cantidades apropiadas de los grupos de alimentos, suministrando las calorías y nutrientes necesarios. La edad, el sexo y la actividad física pueden alterar el número de porciones necesarias para una dieta equilibrada.

Moderada: Elegir las comidas y bebidas con atención ayuda a controlar las calorías y cantidades de gordura, colesterol, grasa saturada, sal y azúcares. Eso permite mayor flexibilidad para saborear la variedad de alimentos disponibles.

Una táctica para seguir una dieta rica y saludable es sustituir alimentos llenos de calorías por alimentos más sanos. La siguiente tabla les dará algunos de los alimentos que pueden ser sustituidos y sus equivalentes:

Sustituya estos:	Por estos:
Manteca	Margarina Light
Jamón, panceta	Fríos a base de pavo y pollo
Panes y galletitas comunes	Panes y galletitas integrales
Crema Chantilly	Yogur
Salsa con crema de leche y mayonesa	Salsa con yogur descremado
Alimentos rehogados fritos	Alimentos hervidos
Frituras	Asados, al vapor o a la plancha
Salchicha común	Salchicha de pavo o pollo
Salsa blanca	Salsa al jugo
Gratinados con queso rallado	Gratinados con pan rallado
Sopas cremosas	Caldo de legumbres o pollo
Carne roja	Pescado o pollo sin piel
Jugos envasados o gaseosas	Jugos naturales o agua
Aceites de maíz, soja u otros	Aceite de oliva
Tartas rellenas	Tartas simples
Cereales con azúcar	Cereales sin azúcar
Harinas blancas	Harinas Integrales

Algunas recomendaciones para favorecer una buena nutrición:
El niño debe consumir alimentos variados para asegurarse una buena nutrición. Cada día debe comer de los 5 grupos de alimentos de la Guía Pirámide de los Alimentos. Conviene que coma frutas, verduras y productos derivados de cereales ya que son ricos en vitaminas, fitonutrientes y fibra.

Las frutas, verduras y otros componentes de la dieta contienen fibra, nutriente que ayuda a mantener un ritmo regular del tránsito intestinal.

Un alto porcentaje de niños no comen tres porciones de verdura al día, que es la cantidad recomendada para ellos.

Las frutas y sus zumos son alimentos ricos en vitamina C. Además de la leche y del agua, el zumo natural de frutas (sin agregar azúcar) es una bebida saludable para los niños. Los zumos deben ofrecerse con moderación, aproximadamente la cantidad obtenida de dos frutas al día. Cantidades superiores puede hacerles disminuir el apetito y en ocasiones dificultar una normal absorción intestinal.

Los zumos de fruta nunca deben ser sustituidos por bebidas azucaradas con saborizantes adicionales.

Los niños necesitan consumir a diario alimentos ricos en calcio. Es difícil satisfacer las necesidades de calcio sin ingerir leche y derivados. Aquellos con alergia a la leche deben tomar productos que cumplan con esas necesidades, como la leche libre de lactosa o la leche de soya.

La pirámide alimenticia:
Para entender qué alimentos son importantes para la salud usted puede utilizar la Pirámide Alimenticia. Ella ha sido creada por el Departamento de Agricultura de Estados Unidos y es un esquema de lo que se debe comer cada día.

La pirámide divide los alimentos en seis grupos de mayor importancia:
granos
verduras
frutas
leche
carnes, pescados y legumbres
aceites

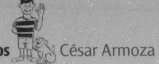
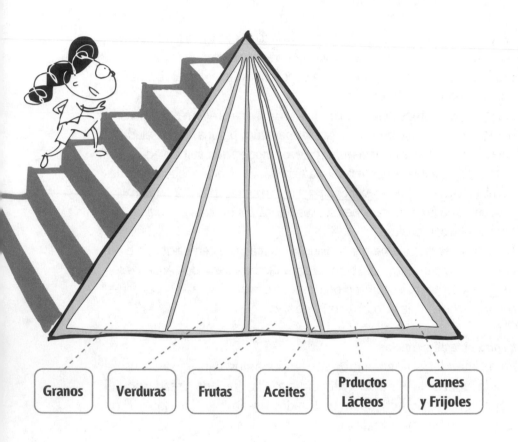

| Granos | Verduras | Frutas | Aceites | Prductos Lácteos | Carnes y Frijoles |

(Dibujo de la pirámide de mypyramid.gov)

Cada uno de estos grupos proporciona los nutrientes que los niños necesitan. Ningún grupo es más importante que otro.

Para tener una alimentación adecuada los niños deben comer una variedad de alimentos diferentes todos los días.

Los alimentos que componen cada grupo, y sus beneficios para la salud son:

Granos

Alimentos hechos con trigo, arroz, avena, maíz, cebada o cualquier otro grano de cereal. Es muy importante que por lo menos la mitad de todos los granos consumidos sean integrales.

Consumir alimentos ricos en fibra, como los granos integrales, reduce el riesgo de enfermedades en las coronarias, el estreñimiento, ayuda a controlar el peso y previene los defectos en el tubo neural durante el crecimiento del feto.

Los granos son importantes fuentes de nutrientes: fibras dietéticas, varias vitaminas del complejo B y minerales.

Verduras

Forman parte de este grupo todas las verduras y los jugos 100% naturales de verdura. Las verduras pueden ser consumidas crudas o cocidas; frescas, congeladas, enlatadas o secas/deshidratadas; y pueden ser enteras, en trozos o en forma de puré.

Las verduras son importantes fuentes de nutrientes, incluidas el potasio, la fibra, el ácido fólico, la vitamina A, la vitamina E y la vitamina C.

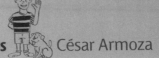
Frutas

Todas las frutas o jugos de fruta 100% naturales. Las frutas pueden ser frescas, enlatadas, congeladas o secas, y pueden ser enteras, cortadas o procesadas, evitando las que les agregan azucar o endulzante.

Las frutas no contienen colesterol, son bajas en grasas, sodio y calorías. Son importantes fuentes de muchos nutrientes, potasio, fibras, vitamina C y ácido fólico.

Consumir frutas en lugar de otros alimentos reduce el consumo de calorías.

Una dieta rica en frutas y verduras puede reducir los riesgos de accidente cerebro vascular, de sufrir diabetes tipo 2, enfermedades en las coronarias, desarrollar cálculos en el riñón. También protege contra ciertos tipos de cáncer, como cáncer de boca, de estómago y de colon o rectal.

Leche y derivados

Son todos los productos lácteos líquidos y muchos alimentos hechos con leche. Deben ser descremados o de bajo contenido graso.

Una dieta rica en leche y productos lácteos puede reducir el riesgo de pérdida de masa ósea durante todo el ciclo de la vida. Esos alimentos tienen nutrientes que son esenciales para la salud y el funcionamiento de su cuerpo, como calcio, potasio, vitamina D y proteínas.

Carnes, aves, pescados, frijoles secos, huevos y nueces

Todos los alimentos hechos con carne, aves, pescados, frijoles o guisantes secos, huevos, nueces y semillas. Esos alimentos proporcionan muchos nutrientes: proteínas, vitaminas B, vitamina E, hierro, zinc y magnesio.

Aceites

Los aceites son grasas en estado líquido a temperatura de ambiente, como los aceites vegetales que se utilizan para cocinar. Los aceites provienen de diferentes plantas y de pescados y deben ser utilizados con moderación.

La mayor parte de la grasa que consume debe provenir del pescado, las nueces y los aceites vegetales. Limite las grasas sólidas como la mantequilla, la margarina, la mantequilla de cerdo y la grasa.

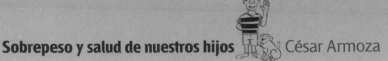
¿Cuánto debemos comer?

Ahora que ya sabemos qué debemos comer, es necesario saber cuánto comer. Según la Nueva Pirámide alimenticia, para una dieta de 2000 calorías diarias, se necesita consumir las siguientes cantidades de cada grupo de alimentos. Ya veremos como calcular cuantas calorías deben comer sus hijos en las próximas páginas.

Granos	Consuma al menos tres onzas de cereales, panes, galletas, arroz o pasta proveniente de granos integrales todos los días. Una onza es, aproximadamente, 1 rebanada de pan, 1 taza de cereales para el desayuno ó 1 taza de arroz, cereal o pasta cocidos (integrales)	Coma 6 onzas cada día
Verduras	Consuma mayor cantidad de verduras de color verde oscuro como el brócoli, la espinaca y otras verduras de color verde oscuro. Consuma mayor cantidad de verduras de color naranja como zanahorias y batatas. Consuma mayor cantidad de frijoles y guisantes secos como frijoles pinto, colorados y lentejas	Coma 2 y 1/2 tazas cada día

Frutas	Consuma una variedad de frutas. Elija frutas frescas congeladas, enlatadas en su jugo o secas. No tome mucha cantidad de jugos de frutas	Coma 2 tazas cada día
Lácteos	Al elegir la leche, opte por leche, yogur y otros productos lácteos descremados o bajos en contenido graso. En caso de que no consuma o no pueda consumir leche, elija productos sin lactosa u otra fuente de calcio como alimentos y bebidas enrriquecidos	Coma 3 tazas cada día. Para niños de 2 a 8 años: 2 tazas
Carnes y frijoles	Elija carnes y aves de bajo contenido graso. Cocínelas al horno, a la parrilla o a la plancha. Varíe la rutina de proteínas que consuma mayor cantidad de pescado, frijoles, guisantes, nueces y semillas	Coma 5 1/2 onzas cada día

Para saber las cantidades correctas para cada persona, visite las páginas:
http://www.mypyramid.gov/pyramid/ (en inglés)
http://www.mypyramid.gov/sp-index.html (en español)
O consulte a su médico de confianza.

Recuérdese que la cantidad depende de la edad, del sexo y de la actividad física de cada uno.

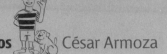

No existe una dieta patrón para los niños. Lo importante es ajustar los diversos grupos de alimentos durante el día y observar las actividades físicas. En edad escolar deben hacer 5 comidas diarias, con horarios establecidos, evitando las galletitas, los dulces, las gaseosas y los alimentos industrializados en el intervalo de las comidas.

Para mantener el peso del cuerpo dentro de un rango saludable el consumo de calorías debe ser equilibrado con las calorías gastadas, por eso la importancia de los ejercicios físicos.

¿Qué son las calorías?

Caloría es una medida de energía tanto de ingestión como de gasto. Un ejercicio físico quema calorías. Los alimentos que contienen proteínas, carbohidratos y grasas son fuentes de calorías. Un vaso de jugo de naranjas contiene 74 calorías. Una hora de caminata quema en promedio 150 calorías. Eso quiere decir que para que el cuerpo queme un vaso de jugo de naranjas deberá caminar durante media hora.

Los niños gastan mucho más calorías que los adultos, no sólo porque consumen energía corriendo, jugando, saltando, etc., sino que el hecho de que su cuerpo esté en proceso de crecimiento hace que el organismo queme muchas calorías.

Es importante que en la infancia se lleve una dieta que responda a las necesidades nutricionales del niño.

¿Cuantas calorías necesita un niño a diario?

La cantidad de calorías que debe consumir un niño a diario varía según la edad. Una fórmula fácil para el cálculo de la ingesta calórica es, sobre una base de 1000, sumar 100 calorías por año de edad, lo cual indica la cantidad total de calorías requeridas.

Ejemplo: Maria tiene 3 años. Si a 1000 le sumamos 300 (100 calorías por año de edad) sabemos que ella debe consumir 1300 calorías diarias.

Pero es muy importante saber que no todas las calorías son iguales. No es lo mismo comer 100 calorías en galletitas de chocolate que las 100 calorías que aporta un plátano o una manzana.

Un niño debe obtener la mitad de sus calorías diarias de panes, cereales y pastas integrales. Estos alimentos son ricos en carbohidratos, la principal fuente de energía del cuerpo. Debe consumir seis de estas porciones diarias. Una porción es por ejemplo, una rebanada de pan, o una onza de cereal o media taza de pasta cocida.

Para asegurarse de que los niños reciban lo que necesitan, manteniendo o perdiendo su peso, deben consumir una variedad de alimentos nutritivos con bajos contenidos de grasa y azúcar.

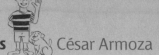
Términos como "bajas calorías" o "sin grasas" muchas veces confunden a los padres a la hora de elegir un alimento. Les defino aquí algunos términos más comunes:

Sin calorías: menos de 5 calorías por porción.

Bajas calorías: 40 o menos calorías por porción.

Calorías reducidas: al menos 25% menos calorías que las que tiene el alimento completo.

Sin grasa: menos de 1/2 gramo de grasa.

Baja grasa: 3 gramos o menos de grasa.

Grasa reducida: al menos 25% menos grasa que la que tiene el alimento normal.

Para tener una idea general del gasto calórico por tipo de actividad o ejercicio físico, la tabla de abajo muestra el número aproximado de calorías que se gastan en algunas actividades durante 30 minutos.

Tipo de actividad física	Gasto en calorías
Pasear	150
Caminar rápido	250
Correr	325
Bailar	190
Andar en bicicleta	230
Fútbol, baloncesto	260
Tenis	260
Patinar	310
Artes marciales (Judo, karate)	360

Los niños y los vegetales

Enseñar a comer frutas y verduras a los niños es fundamental, sobre todo hoy, cuando la vida moderna atenta contra este hábito.

Cuando son pequeños y recién se les empieza a dar alimentos sólidos y jugos, es recomendable ir agregando sabores en forma paulatina, pero constante. Por lo general, los niños van aceptando los diferentes sabores y texturas sin mucha dificultad.

Los niños aprenden más por lo que ven que por lo que se les dice, es por esto que es fundamental que prediquemos con el ejemplo.

Si queremos que nuestros hijos consuman verduras, debemos comerlas nosotros como ejemplo. Si queremos que elijan zanahorias en vez de papas fritas, debemos crearles el hábito de disfrutar de comidas sanas que reemplacen a la comida rápida grasosa.

Para ayudarnos a consumir verduras, el Departamento de Agricultura de Estados Unidos nos da algunas sugerencias:

En las comidas

Planifique algunas comidas con un plato principal de verduras, como una sopa o verduras asadas. Luego agregue otros alimentos que la complementen.

Pruebe comer una ensalada como plato principal en el almuerzo. No agregue demasiados aderezos a la ensalada. Lo ideal es utilizar aceite de oliva, vinagre de sidra de manzana y un poco de sal.

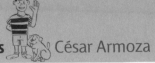
Incluya una ensalada verde en la cena de todos los días.

Corte zanahorias o zucchini en tiras para el pan de carne y los guisos.

Incluya vegetales trozados en la salsa de las pastas o en la lasaña.

Pida una pizza vegetariana con ingredientes como hongos, morrones verdes y cebolla, y pida verduras adicionales.

Utilice verduras pisadas y cocidas, como las papas, batatas, calabaza para espesar los estofados, las sopas y las salsas. Agregan sabor, nutrientes y textura.

Grille brochetas de verduras como parte de una barbacoa. Pruebe los tomates, los hongos, los morrones verdes y las cebollas.

Haga que las verduras se vean más atractivas

Muchas verduras son muy ricas con un agregado o aderezo. Pruebe los aderezos para ensalada de bajo contenido graso como el brócoli, los morrones verdes y rojos, el apio y la coliflor crudos.

Agregue color a las ensaladas con zanahorias mini, repollo rojo rebanado u hojas de espinaca. Incluya verduras de estación para variar durante el año.

Incluya guisantes o frijoles secos cocidos en platos mixtos con sabor, como sopa minestrón o chili.

Decore los platos o sirva las comidas con trozos de verduras.

Tenga siempre verduras cortadas a la vista en el refrigerador: zanahorias, apio, brócoli, pepino o tiras de morrón.

Sugerencias

Deje que los niños decidan las verduras de la cena y qué poner en las ensaladas.

Según la edad, los niños pueden ayudar a comprar, limpiar, pelar o cortar las verduras.

Deje que los niños elijan una nueva verdura para probar cuando realizan las compras. Si no la conoce averigüe con sus hijos como cocinarla o comerla. Puede ser un proceso de estudio y diversión compartido.

Utilice verduras cortadas como bocadillo de la tarde.

Los niños generalmente prefieren que les sirvan los alimentos en forma separada. Entonces, en lugar de mezclar las verduras, pruebe servir dos verduras por separado.

No cocine excesivamente las verduras, ya sea al vapor o hervidas. Generalmente a los niños de hoy día no les gustan las verduras cocinadas largo tiempo. No exceda los 3 o 4 minutos.

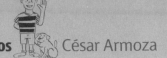

Cocinar con los niños, una demostración de amor

Preparar la comida en casa es algo muy placentero y si lo hacemos junto con los niños le agregamos el mejor de los condimentos: el amor.

Cuando cocinamos con los pequeños les ayudamos a usar sus sentidos, a agudizar su curiosidad y a probar nuevos alimentos. Nosotros también salimos gratificados porque compartimos más tiempo con ellos.

Los niños disfrutan el ayudar en la cocina. Si les permitimos participar de la preparación de las comidas, desde la compra de los ingredientes hasta la hora de poner la mesa, estamos haciendo por ellos mucho más de lo que imaginamos.

Comer una comida preparada por un niño le va a ayudar a sentirse más independiente y orgulloso de si mismo.

Claro que no podemos dejar que los pequeños usen cuchillos afilados o saquen la comida del horno. Pero podemos darles tareas dependiendo de la edad: limpiar la mesa, lavar las ensaladas, mezclar ingredientes, pelar papas, amasar, etc.

Use la paciencia, haga elogios, y no los reprenda si derraman algún ingrediente.

Todo puede ser limpiado, incluso es muy importante enseñarles la importancia de ayudar a limpiar la cocina después de comer.

CONSEJO

Cuando ayudes a cocinar, acuérdate que es muy importante:
- Lavarse las manos antes de cocinar.
- Cuidado con las cosas filosas o calientes. Si va a usar el horno, la estufa o el microondas, que lo haga siempre con un adulto.
- Los mangos de las ollas y sartenes deben estar siempre hacia atrás, lejos del borde de la estufa.
- Si derramas algo límpialo inmediatamente, de esa manera no habrá riesgo de caídas o resbaladas.

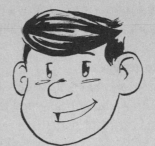

Los alimentos más complicados
No es ninguna novedad que los alimentos menos deseados por los niños son las verduras y los pescados. Las frutas tampoco están entre los alimentos más consumidos.

Permitiendo que nuestros hijos participen en la elaboración de las comidas, les ayudamos a entender la importancia de comer todo tipo de alimentos y a disfrutar de las comidas.

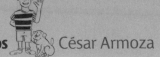

Aprendiendo a disfrutar de las frutas

Podemos dejar que los niños usen su creatividad para que acepten más fácilmente estos alimentos tan ricos y saludables:

• Una manzana puede transformarse en una carita feliz, una naranja en una flor, un melocotón en un animalito, etc.
• Frutas cortadas pueden ser añadidas a los platos de carne (lomo con puré de manzana, pollo a la naranja...), a las ensaladas, e incluso emplearlas en platos de pescado y huevo.
• Si trituramos fresas o duraznos, por ejemplo, y les agregamos zumo de limón y azúcar, obtenemos "salsas" de frutas, que pueden ser usadas con todo tipo de alimentos.

Las verduras

Al igual que las frutas, las verduras pueden ganar las más divertidas formas: una lechuga puede transformarse en pajarito, un tomate en una carita feliz, etc.

Pueden también ser "camufladas", combinadas con otros alimentos: carnes con legumbres, postres (tarta de zanahoria, bocaditos de calabaza...), relleno para las pizzas (cebolla, tomate, champiñones...), lasañas y canelones, tortillas, etc.

Las tartas de verduras son una opción muy divertida y sabrosa para que los pequeños prueben las más distintas verduras (espinacas, berenjena, acelga, espárragos...)

El pescado

Procure comprar los pescados sin espina, como emperador, atún, perca y mero, lenguado, salmón, fletan o halibut y rape, entre otros. La salsa blanca, la tártara y el limón suavizan un poco su sabor.

Sopas de pescado pueden resultar muy energizantes preparadas con fideos, y muy divertidas si los fideos son en forma de letras o estrellitas.

Otra manera original de añadir pescado o mariscos en la comida es en forma de tarta, budín o pastel. Fríos o calientes, combinan muy bien con verduras.

Es muy común encontrar recetas de ensaladas con atún o bonito, pero también pueden ser preparadas con otras conservas de pescado (anchoas, sardinas...) o de mariscos (mejillones, berberechos...).

Un alternativa que puede resultar muy sabrosa es preparar bocadillos con pescados en conserva (bocadillo de atún y queso, salmón ahumado con queso, de paté de atún...). También se puede agregar lechuga o rúcula.

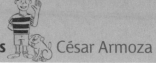

Cómo cocinar sano

La manera cómo cocinamos influye en la cantidad de grasa de los alimentos que comemos.

A la hora de comprar podemos elegir alimentos sanos pero los podemos saturar de grasas al cocinarlos. Algunos métodos de cocina en los que se añaden grasas, calorías y sal, hacen que se disminuyan las vitaminas y otros nutrientes importantes para la salud.

Es tan importante comprar alimentos sanos como cocinarlos de modo sano.

Métodos para cocinar sano

El cocinar sano requiere simplemente usar métodos sanos a la hora de preparar los alimentos, conservando los sabores y nutrientes de los alimentos sin tener que añadir grasa o sal. Los métodos más eficaces y sanos son:

El horno: Debe ser usado para cocinar vegetales, frutas, mariscos, pollos y carnes bajas en grasa. Cuando se cocina alimentos con grasa, conviene colocar una rejilla debajo pues de otra manera la grasa que se desprende los embeberá y la cocción será más parecida a una fritura.

La parrilla: Asar verduras y carnes a la parrilla es un modo agradable y sano de preparar estos alimentos a la vez que no es necesario añadir grasa y especias.

El vapor: Cocinar "al vapor" es uno de los sistemas culinarios más simples y más saludables, y suprime todo tipo de grasas y aceites de los alimentos.

No importa que tipo de receta será preparada, si un plato mexicano, salvadoreño, colombiano, etc. Lo importante es usar los métodos que conserven los nutrientes de los alimentos y eliminen las grasas tan perjudiciales al organismo de toda la familia.

Comer cinco veces al día

Lo ideal para mantener la línea y alimentarse de forma saludable es hacer cinco comidas al día estableciendo horarios para las mismas.

Contrariamente a lo que podría pensarse, hacer menos o saltarse alguna, favorece la obesidad.

El desayuno
El desayuno es la comida más importante del día para un niño, ya que le proporciona la energía necesaria para afrontar las tareas matinales.
 Los alimentos más recomendados son: la leche descremada o leche de soya, el pan, cereales y frutas frescas. También aportan buena

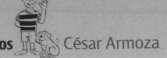
calidad nutricional los vegetales, yogures, quesos, pavo o pollo fríos, aceite de oliva y frutos frescas y secos.

Merienda a media mañana (snack)

Comer alguna merienda liviana a media mañana ayudará el rendimiento de los niños que hacen actividades físicas. También hace que lleguen a la hora del almuerzo con menos apetito con lo que posiblemente coman menos. Ejemplos de lo que puede ser una merienda muy saludable es seleccionar entre alguna fruta de su gusto, algún yogurt, una tostada con queso blanco o una galleta simple o integral.

El almuerzo

El almuerzo debe llevar siempre una ensalada, con lechuga, tomate, pepino, remolacha, rábano, cebolla, zanahoria y otros vegetales. No condimente la ensalada con cualquier aceite y añada muy poca sal. Utilice aceite de oliva, limón y/o vinagre de sidra de manzana. No le ponga carne, queso, jamón ni yema de huevo a la ensalada. Puede añadirle atún, sardina u otro pescado fresco o conservado en aceite de oliva o agua.

Evite grandes trozos de carne y el plato completamente lleno. Lo más recomendable es el pescado fresco recién cocinado, el pollo o pavo sin piel. En el mismo plato deben caber algunas patatas hervidas o al horno y algo de verdura.

El postre puede ser una fruta fresca o zumo de fruta, helados de fruta o yogur descremado. Si se toma café con leche, debe utilizarse leche descremada.

La merienda de la tarde

Pueden trasladarse para la merienda los mismos alimentos recomendados para el desayuno. Lo recomendable es tomar pan integral con aceite de oliva o, en todo caso, margarina de maíz. Preparar un rico sándwich con pan integral lechuga, tomate, pavo o pollo frío, cebolla si desea mojando el pan con aceite de oliva o mayonesa sin grasa para darle mas gusto. Otra posibilidad es tomar fruta o zumos de fruta evitando el azúcar blanco.

La cena

Como parte de la cena se puede tener el hábito de hacer una sopa de vegetales y verduras. Se come el caldo y las verdura. Se aconseja evitar las grandes comidas por la noche. La cena debe ser ligera, con alimentos poco pesados para el estómago y bajos en grasas y sal. Se debe elegir un plato de verduras, pescado o pollo sin piel. Se puede acompañar con arroz moreno o integral. Posteriormente, se puede tomar fruta o zumo de fruta.

Para familias que eligen dieta vegetariana

La dieta vegetariana es una opción muy sencilla, sana y fácil de planear. Niños que tienen una dieta basada en productos vegetales establecen buenas costumbres alimenticias desde temprano: comen menos grasas saturadas y colesterol y consumen más vitamina C y E, complejo B y fibra.

Por supuesto, asegurarse que sus hijos estén bien alimentados siempre requiere esfuerzo, sea la dieta vegetariana o no. Lo importante es prestar atención a las siguientes sugerencias:

La dieta debe centrarse en los granos, tanto enteros como refinados y enriquecidos.

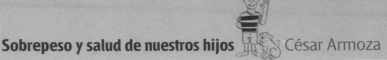
Asegúrese de que los niños obtengan suficiente calcio (leche de soja, leche de arroz o jugo de naranja).

La comida vegetariana es rica en hierro, pero para absorberlo el organismo necesita de vitamina C.

Incluya porciones variadas de comidas ricas en proteínas (frijoles y los productos de soja).

Nueces, semillas o mantequillas de nueces y semillas son fuente de proteínas, minerales y grasas esenciales.

Incluya pequeñas cantidades de grasas o alimentos ricos en grasas en sus comidas como aceite vegetal, margarina o aguacates.

Incluya comidas enriquecidas con vitamina B12 y, si su niño no recibe suficiente sol, vitamina D.

Los que siguen una dieta vegetariana deben comer suficientes frutas y vegetales en sus comidas diarias.

Hay muchas ventajas al criar a sus hijos con una dieta vegetariana. Los niños que comen una dieta basada en productos vegetales comen menos grasas saturadas y colesterol y sus dietas serán ricas en vitamina C y E, complejo B y fibra.

El cuidado que hay que tener en este tipo de dieta es que se debe suplir la necesidad completa de proteínas. Muchos de mis pacientes que eligieron este tipo de dieta para poder cubrir el apetito, por no comer suficiente proteína no animal, se alimentan con una gran cantidad de carbohidratos y por lo tanto desarrollan sobrepeso y problemas de salud relacionados con el bazo y el páncreas.

Por supuesto, asegurarse de que sus hijos estén bien alimentados siempre requiere de algún esfuerzo, pero los resultados compensan ya que los niños vegetarianos tienen un mejor comienzo para una vida larga y saludable.

Comiendo afuera

Hoy en día es muy común comer afuera. Sin embargo, resulta difícil comer saludable.

Por eso aquí indico algunos consejos a la hora de elegir la comida en un restaurante:

• Escoja un restaurante con opciones saludables.

• Para beber, pida agua o leche descremada, té u otra bebida sin azúcar.

• Comience la comida con una ensalada de verduras, que ayuda a sentirse satisfecho más rápido.

• Cuidado con el aderezo y las salsas. Pida las salsas y aderezo por separado, de esa manera la cantidad puede ser controlada. Pida el aceite de oliva con vinagre siempre para agregarle gusto a sus ensaladas.

• Pida platos horneados, al vapor, a la plancha o a la parrilla.

• Con las hamburguesas y los sándwiches prefiera salsa de tomate o mostaza, evitando la mayonesa.

• Evite siempre que sea posible las papas fritas. Elija en su lugar papas al horno, verduras o ensaladas.

• Si las porciones servidas son muy grandes, comparta el plato con alguien en su familia.

• Procure evitar lo mas posible los alimentos fritos, crujientes, con cremas, gratinados, o condimentados con aceite pues concentran gran cantidad de grasas y calorías.

• Elija frutas para el postre.

• Pida alimentos que no tienen salsas con crema o con jugos de carnes asadas.

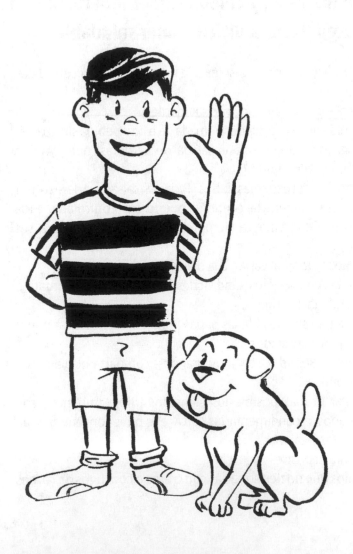

Parte 4: Sobrepeso y acupuntura

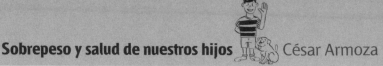

SOBREPESO Y ACUPUNTURA

Siempre que hablamos de sobrepeso y obesidad en tratamientos hay varios aspectos que tenemos en cuenta en la Medicina Tradicional China y especialmente en acupuntura.

Podemos tener un objetivo de perdida de peso que puede variar de 2 a 5 libras por semana con cambio de alimentación, horarios de comidas y caminata diaria de 15 a 20 minutos.

La experiencia es que hay un área de control de los padres que es en el hogar. Pero cuando el niño o la niña no están en la casa varias cosas puede ocurrir camino a la escuela, como parar y comprar comida fuera del régimen. Otra consideración es la comida que le ofrecen en la escuela. Incluso y dicho por los niños que yo atiendo se intercambian las comidas que llevan o directamente comen lo que otros no desean de sus comidas, como le hemos dicho en otra parte del libro.

Visitas a casas de amigos o familiares que sin saber o en complicidad con el niño o niña, en sobrepeso, le permiten comer lo que deseen.

Por último, y creo que lo mas importante en mi experiencia, no es solamente hacer que el niño o niña pierda el peso sino que una vez que llegue al nivel correcto lo mantenga y haya aprendido a comer saludablemente.

Para estos dos objetivos, que bajen de peso y lo mantengan, en acupuntura utilizamos tratamientos con acupresión y acupuntura con agujas desechables para niños en cuerpo y/u orejas.

Que es la Acupuntura

La acupuntura es una parte de la Medicina Tradicional China milenaria que se ha utilizado y se sigue utilizando con excelentes resultados.

Es un tratamiento efectivo, natural y sin efectos adversos. Se basa en la acción que ejercen finísimas y desechables agujas metálicas que se introducen en ciertos puntos de la piel.

La palabra "acupuntura" proviene del latín "acus", aguja, y "puntura", pinchazo.

La aplicación de agujas desechables no duele, son muy delgadas y prácticamente no producen ninguna molestia.

La acupuntura alivia los síntomas y brinda una solución profunda porque trabaja sobre las causas de la enfermedad.

Permite que el cuerpo reestablezca el equilibrio energético y recupere el estado de salud físico y mental.

¿Cuál es la función de la acupuntura?

Los chinos afirman que una energía viva, "Chi", fluye en el organismo a través de un sistema de canales llamados meridianos (canales de energía). Estos interconectan varias partes del cuerpo en un sistema orgánico completo que permite que fluya de manera normal. Cuando todos los meridianos están funcionando normalmente, la energía viva "Chi" esta balanceada y el cuerpo/mente esta saludable.

Existen más de 1000 puntos de acupuntura en el cuerpo que se conectan con los canales de energía. Cada punto o combinación de estos producen diferentes efectos.

Cuando se inserta agujas en estos puntos, se regula la función de los canales de energía; con ello mejora el flujo de la energía y las enfermedades y el dolor desaparecen.

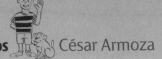
Regula la actividad y secreción del estomago, intestino delgado y grueso, vesícula, páncreas y apéndice.

Equilibra la cantidad de los glóbulos blancos y rojos y las plaquetas.

Ayuda al ritmo cardiaco y las ondas cardiacas.

Interviene en la dilatación y contracción de los vasos sanguíneos, la permeabilidad capilar y la presión sanguínea.

Permite aumentar la capacidad de ventilación y la actividad respiratoria.

Incrementa la función de los riñones y la contracción y relajación de la vejiga.

Aumenta la reproducción de las células y tejidos, los anticuerpos y la inmunidad.

Es efectiva para reorganizar los nervios y recuperar su función.

Balancea el sistema metabólico completo del organismo.

Tiene una función de relajación mente y cuerpo completa.

Se utiliza en tratamientos en todo el mundo para problemas de adicciones.

Beneficios de la acupuntura

La acupuntura puede ser considerada como uno de los sistemas de tratamiento médico mas seguro.

La mayoría de los pacientes experimenta una sensación de bienestar que no había sentido en mucho tiempo. Corrige padecimientos específicos que no pudieron ser solucionados a través de otras terapias.

Relaja totalmente los estados de tensión y estrés.

Consulta con el niño o niña y los padres

La primera consulta para determinar que es lo que esta influyendo en el descontrol de la comida es fundamental. En mi experiencia, escuchar lo que los padres nos informan es vital, pero lo más importante es escuchar también al niño o niña para que se conviertan en mis pacientes. Que no se sientan que los han traído en contra de su voluntad, de esa manera es muy difícil que tenga éxito el tratamiento.

> **El niño o niña tienen que experimentar que se les esta dando el lugar correcto. Que entiendan que es un problema que "el o ella" quieren resolver. Al tomar el niño o la niña responsabilidad del tratamiento seguirán las instrucciones y se someterán al tratamiento en forma responsable e incluso alegre.**

Los estudios de los pediatras son importantísimos y si desde el punto de la acupuntura siento la necesidad de otros estudios médicos, escribo una orden de referencia al pediatra o especialista para que se lleven acabo y de esa manera tener todos los elementos necesarios para encarar un tratamiento exitoso.

Relajación en acupuntura

Es bien sabido que la acupuntura funciona muy bien para problemas de ansiedad, nerviosismo, stress y otros desbalances que pueda sufrir el niño o niña y lo lleven a utilizar la comida como paliativo. Por lo tanto, el primer frente con acupuntura será en trabajar en el sistema

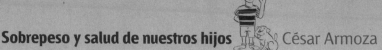
nervioso.

El Dr. Michael Smith, del Hospital Lincoln de Nueva York, desarrolló lo que se llama Acupuntura Detox. Solamente 5 agujitas en cada oreja. Allí, este servidor, estudió y trabajó realizando este tipo de tratamientos. Con el tiempo se utiliza este protocolo del Dr. Smith en otras adicciones y problemas compulsivos. La comida puede tener un aspecto adictivo y de compulsión. Utilizo este protocolo sencillo indoloro y rápido en todos los pacientitos con el problema de sobrepeso y obesidad.

Plan de Acupuntura Completo

Existen varias consideraciones en la evaluación clínica, revisar al pacientito, ver sus estudios, conversar con sus padres y niño para recabar mas información, examinar la lengua porque en nuestra medicina nos dice que existen varios problemas que pueden ser reflejados en la superficie y palpar unos pulsos en las muñecas para sentir el funcionamiento de los órganos.

Con todo esto, la primera estrategia de tratamiento estará definida. Escribí la PRIMERA, porque a medida que progrese con éxito el tratamiento podemos ir cambiando, y cambiamos, los puntos de acupuntura y vamos siguiendo el desarrollo del cuerpo y la mente del niño para encarar y resolver su problema de obesidad o sobrepeso.

Así por ejemplo, en Acupuntura, consideramos que:

1 - Un desbalance del Bazo (un órgano debajo de la costilla del lado izquierdo) puede traer desbalances en la glucosa y producir una adicción a los carbohidratos. Reforzamos el bazo.

2 - Una gastritis o acidez puede hacer que un niño o niña coma mas

para calmar el dolor o vacio que sienta en el estomago. Reducimos el ácido y el calor que pueda mandar el hígado logrando que el niño o niña no tenga que estar todo el día picando.

3 – Si el niño o niña ya fueron diagnosticados por su pediatra con problemas de tiroides. Trabajamos desde el Bazo para ayudar a re-balancear el funcionamiento hormonal de la tiroides.

4 – Si el niño o niña presentan retención de agua. Con la acupuntura reforzamos el funcionamiento de los riñones.

5 – Existen varios enfoques en acupuntura para la ansiedad, enojo, frustración, pánico, inseguridad y otros problemas psicológicos. Recordar que la acupuntura fue la primera medicina que habló de Medicina Cuerpo/Mente. En acupuntura estos dos aspectos del niño o niña están interrelacionados todo el tiempo.

6 – Si el niño o niña tienen problemas de insomnio. El enfoque de nuestra medicina es trabajar en la glándula pineal para balancear la melatonina natural del niño. Hay muchísimos estudios científicos que relacionan la melatonina con el sobrepeso y la obesidad.

7 – Si el pacientito tiene adicción a chocolates y dulces en la medicina de acupuntura miramos también por pulmón.

Por supuesto, existen muchísimas otras consideraciones y diagnósticos a tener en cuenta dependiendo del caso particular de cada pacientito.

Hay que recordar que la acupuntura se hace en forma complementaria de lo que este haciendo el médico pediatra y la nutricionista.

Duración del tratamiento

En general se habla de un curso de acupuntura de 12 sesiones. Pero en mi experiencia hay que mantener al pacientito por el tiempo que

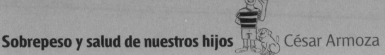
necesite hasta bajar el peso que tiene de más.

También recomiendo hacer cada tres meses acupuntura mantenimiento, unas seis acupunturas, hasta estar seguros que el niño o la niña siguen en su peso correcto.

Sus Notas

_____

_____

_____

_____

_____

_____

_____

_____

_____

_____

_____

_____

_____

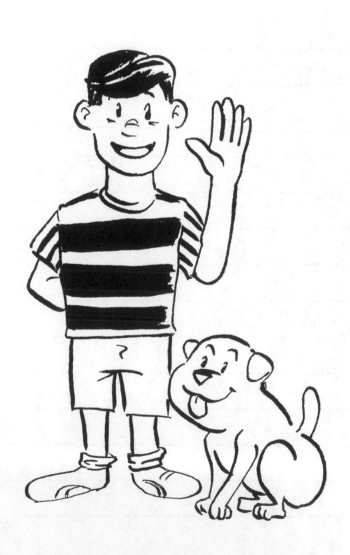

Parte 5: Hoy yo decido

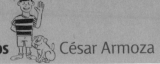

Hoy Yo Decido – 7 decisiones

"Cada ser humano tiene el poder de cambiar aquello que lo hace infeliz.
Solo hay que decidirse a hacerlo".
(Marineiva)

Pasamos la vida tomando decisiones, muchas veces sin darnos cuenta: decidimos qué comer, qué vestir, a qué película asistir, etc. Sólo nos damos cuenta de la importancia de cada decisión cuando la que debemos tomar es muy delicada.

Para que cualquier persona pueda cambiar su manera de pensar, de actuar, de ver y vivir, debe empezar por DECIDIRSE A HACERLO.

Si detectamos que en nuestra familia hay un problema relacionado con la obesidad, debemos tomarlo en serio, con calma y optimismo, y decidirnos a solucionarlo.

Una persona obesa necesita de ayuda, de comprensión y de mucho amor. Aún más si se trata de un niño.

Un niño obeso difícilmente DECIDE por si solo cambiar su modo de vida, su alimentación. Hay que ayudarlo.

Los padres y los familiares tienen un papel muy importante en la vida de un niño y deben ser los primeros en DECIDIR solucionar el problema.

Empiece dando el ejemplo. Despierte cada mañana con el siguiente pensamiento:

HOY YO DECIDO AYUDAR A MI HIJO EN SU PROBLEMA.
Sepa detectar el problema y diferenciar entre un niño "rellenito" y uno con problema de obesidad. Llévelo al médico y ayúdelo a seguir la dieta recomendada dando el ejemplo.

HOY YO DECIDO QUE EN ESTA CASA SE LLEVE UNA VIDA SANA.
Recuerde que una vida sana no es solamente comer bien. También se debe practicar deportes, tener actitud positiva, ser amable, tener una buena relación familiar.

HOY YO DECIDO APRECIAR LO QUE MI CUERPO PUEDE HACER POR MI.
La vida se vuelve más placentera cuando uno disfruta de su cuerpo y de los pequeños placeres que nos proporciona (bailar, correr, saltar, sonreír, soñar...).

HOY YO DECIDO MIRARME A MÍ MISMO COMO QUIERO QUE LOS DEMÁS ME MIREN.
Trátese con respeto para que los demás lo respeten también.

HOY YO DECIDO RESPETAR MI SALUD Y ALIMENTAR MI CUERPO DE MANERA SALUDABLE, SIN DAÑARLO.
Todo lo que comemos se refleja en nuestro organismo. El cuerpo agradece una comida saludable.

HOY YO DECIDO QUE EN MI CASA ENTREN SÓLO ALIMENTOS SALUDABLES, LA COMIDA "BASURA" NO ENTRARÁ MÁS EN MI HOGAR.
Somos responsables por la alimentación de nuestra familia. La salud de nuestros niños está en nuestras manos. Elija siempre alimentos saludables.

95

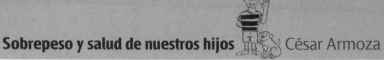
HOY YO DECIDO DARLE A MIS HIJOS EL BUEN EJEMPLO PUES ELLOS DEPENDEN DE MI FELICIDAD PARA SER FELICES.

¡Una casa sana, una vida sana!

Hoy, Yo Decido

Sus Notas

_____

_____

_____

_____

_____

_____

_____

_____

_____

_____

_____

_____

_____

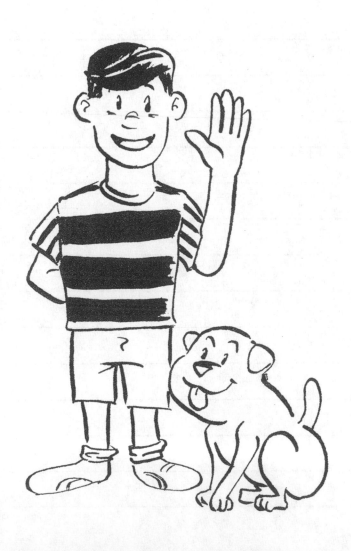

Apéndices

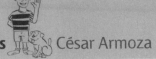
APÉNDICE A

Índice de Masa Corporal - IMC (BMI- Body Mass Index) en niños y adolescentes.
(Fuente Centro de Prevención y Control de Enfermedades de los Estados Unidos - CDC)

Es también llamado "IMC-por-edad"
En niños y adolescentes, el índice de masa corporal es utilizado para definir si el niño esta por debajo del peso, sobrepeso o en riego de sobrepeso. La grasa del cuerpo de los niños cambia a medida que van creciendo. Además, niños y niñas son considerados diferentes en lo que se refiere al índice de masa de grasa a medida que van madurando.

Esta es la razón por la cual el IMC de niños y niñas deben ser evaluados diferentes por el sexo y edad.

Para ello, las gráficas que se utilizan indican desde los 2 a los 20 años de edad. Veamos estas gráficas y podemos comparar, así como también podemos calcular la de nuestros hijos y podemos mantener registro del progreso con fecha, estatura, resultado del IMC y comentarios (tome una calculadora y hágalo)

Nombre _____

de Archivo _____

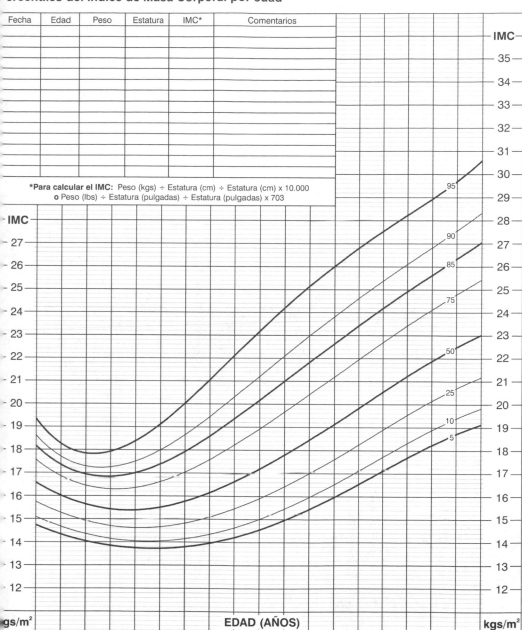

Fecha	Edad	Peso	Estatura	IMC*	Comentarios

*Para calcular el IMC: Peso (kgs) ÷ Estatura (cm) ÷ Estatura (cm) x 10.000
o Peso (lbs) ÷ Estatura (pulgadas) ÷ Estatura (pulgadas) x 703

IMC 35 34 33 32 31 30 29 28 27 26 25 24 23 22 21 20 19 18 17 16 15 14 13 12

IMC 27 26 25 24 23 22 21 20 19 18 17 16 15 14 13 12

95 90 85 75 50 25 10 5

kgs/m²

EDAD (AÑOS)

kgs/m²

2 3 4 5 6 7 8 9 10 11 12 13 14 15 16 17 18 19 20

Publicado el 30 de mayo del 2000 (modificado el 16 de octubre del 2000).
FUENTE: Desarrollado por el Centro Nacional de Estadísticas de Salud en colaboración con el
Centro Nacional para la Prevención de Enfermedades Crónicas y Promoción de Salud (2000).
http://www.cdc.gov/growthcharts

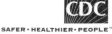

SAFER · HEALTHIER · PEOPLE™

2 a 20 años: Niñas
Percentiles del Índice de Masa Corporal por edad

Nombre

de Archivo

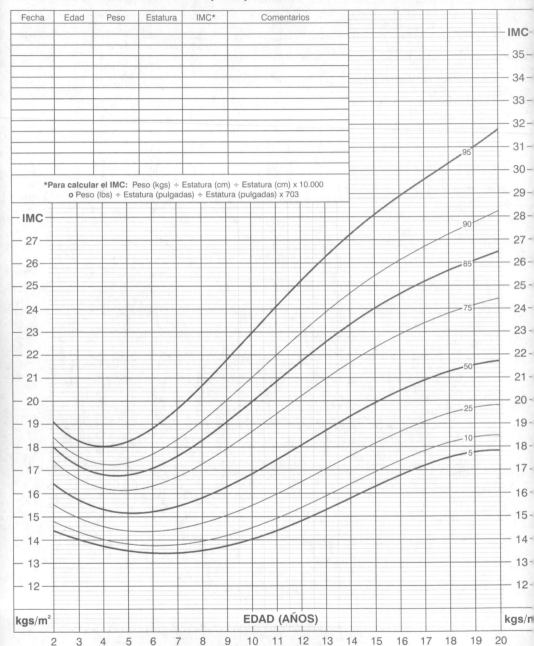

Fecha	Edad	Peso	Estatura	IMC*	Comentarios

*Para calcular el IMC: Peso (kgs) ÷ Estatura (cm) ÷ Estatura (cm) x 10.000
o Peso (lbs) ÷ Estatura (pulgadas) ÷ Estatura (pulgadas) x 703

EDAD (AÑOS)

kgs/m²

Publicado el 30 de mayo del 2000 (modificado el 16 de octubre del 2000).
FUENTE: Desarrollado por el Centro Nacional de Estadísticas de Salud en colaboración con el
Centro Nacional para la Prevención de Enfermedades Crónicas y Promoción de Salud (2000).
http://www.cdc.gov/growthcharts

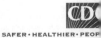

SAFER · HEALTHIER · PEOP

Para calcular el IMC:

Si lo hace en kilogramos,
IMC = Peso (kg) ÷ Estatura (cm) ÷ Estatura (cm) x 10.000

Y si lo hace en libras,
IMC = Peso (lbs) ÷ Estatura (pulgadas) ÷ Estatura (pulgadas) x 703

Cada una de estas gráficas del CDC de Indice de Masa Corporal (BMI) indica por sexo las curvas especificas de los porcentajes en Kg y edad. El profesional de la salud usa los siguientes niveles para identificar si el niño o la niña esta por debajo del peso o en sobrepeso:

Bajo de Peso	IMC-BMI-por-edad < 5 percentil
Normal	IMC-BMI-por-edad 5 percentiles a < 85 percentil
En riego de Sobrepeso	IMC-BMI-por-edad 85 percentil a < 95 percentil
Sobrepeso	IMC- BMI-por-edad > 95 percentil

IMC-BMI decrece durante los años del preescolar, luego se incrementa a medida que crece el niño o la niña. Las curvas de percentiles muestran este patrón de incremento.

Que significa que un niño pertenece al percentilo 60?

El percentilo 60 significa que comparado con niños o niñas de la misma edad, 60% tiene más bajo el IMC-BMI.

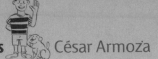

Ejemplo:

Tomemos el IMC-BMI de un niño a medida que crece. Mientras el IMC-BMI cambia, el permanece en el percentilo 95 de su IMC-BMI por edad.

Edad	IMC-BMI	Percentilo
2 anos	19.3	95th
4 anos	17.8	95th
9 anos	21.0	95th
13 anos	25.1	95th

Aquí se ve como el IMC-BMI decrece en un niño de edad preescolar y se incrementa a medida que él va creciendo.

Apéndice B

Tabla de calorías

Aceites y grasas		
Aceite de oliva	126gr	139
Aceite de almendras	122 grs	639
Aceite de avellanas	121 grs.	667
Aceite de coco	1 c. sopera (10g)	135
Aceite de germen de trigo	1 c. sopera (10g)	89
Aceite de girasol	1 c. sopera (10g)	90
Aceite de higado de bacalao	1 c. sopera (10g)	130
Aceite de nueces	120 grs	687
Aceite de oliva	1 c. sopera (10g)	90
Aceite de pescado	100 g.	902
Manteca de cerdo	100 g	879
Mantequilla	118 grs	724
Mantequilla c/sal	1 c. sopera (10g)	77
Mantequilla s/sal	1 c. sopera (10g)	76
Margarina	117 grs	760
Azucares		
Azúcar blanca	100 g.	385
Azúcar morena	100 g.	373

Miel	100 g.	300
Carnes		
Bacon frito	20 g.	97
Bistec de cerdo	1 unidad (150 g.)	360
Buey asado	100 g.	288
Buey cocido	100 g.	235
Cabrito	100 g.	357
Chuleta de cerdo	100 g.	336
Chuleta de cordero asada	100 g.	356
Cordero	100 g.	122
Costilla de cerdo	150 g.	390
Costillas de cordero	100 g.	352
Hígado de buey frito	100 g.	210
Hígado de cerdo	100 g.	264
Hígado de cordero	100 g.	196
Hígado de pollo	100 g.	124
Hígado de ternera	100 g.	256
Jamón cocido	100 g.	412
Jamón crudo	100 g.	434
Jamón de cerdo asado	200 g.	393
Jamón de cerdo asado	200 g.	393
Lomo de cerdo	100 g.	362
Mortadela	100 g.	415
Muslo de pollo	100 g.	144
Muslo pollo asado c/piel	100 g.	110

Muslo pollo asado c/piel	100 g.	110
Muslo pollo asado s/piel	100 g.	98
Muslo de pollo hervido	100 g.	110
Pato asado c/piel	100 g.	320
Pato asado s/piel	100 g.	191
Pechuga de pollo asada	100 g.	109
Pechuga pollo asada	100 g.	109
Pechuga pollo asada s/piel	100 g.	98
Pechuga pollo asada s/piel	100 g.	98
Pechuga de pollo hervida	100 g.	109
Pechuga de pollo hervida	100 g.	109
Perdiz asada	100 g.	206
Perdiz asada	100 g.	206
Picadillo de carne	100 g.	182
Pierna de cabrito asada	100 g.	357
Pierna de cabrito asada	100 g.	357
Pierna de cordero asada	100 g.	194
Pierna de cordero asada	100 g.	194
Pollo a la parrilla	100 g.	146
Pollo hervido	100 g.	220
Pollo hervido s/piel	100 g.	188
Ternera asada	100 g.	231
Ternera asada	100 g.	231
Ternera guisada	100 g.	256
Ternera hervida	100 g.	230

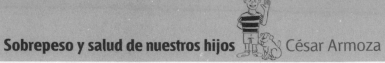
Ternera hervida	100 g.	230
Tocino ahumado	20 g.	138
Tocino ahumado	20 g.	138
Cereales		
Avena	100 g.	389
Trigo, duro	100 g.	339
Condimentos		
Ajo	1 diente (5 g.)	7
Albahaca, fresco	100 g.	27
Caldo Maggi	1 pastilla	33
Comino	1 cucharita (6 g.)	3
Curry	1 cucharita (6 g.)	11
Hinojo	100 g.	20
Mostaza	1 cucharita (10 g.)	8
Páprika	1 cucharita (6 g.)	20
Pasas	100 g.	280
Vainilla	100 g.	342
Vinagre	1 c. sopera (10 g.)	2
Embutidos		
Morcilla	100 g.	378
Mortadela	100 g.	311
Patée, hígado, en lata	100 g.	319
Pepperoni, cerdo, res	100 g.	497
Salame, cocido, pavo	100 g.	196
Salame, cocido, res	100 g.	262

Salame, seco, cerdo	100 g.	407
Salami	100 g.	475
Salchicha de cerdo y res, fresca, cocida	100 g.	396
Salchicha de cerdo, fresca, cruda	100 g.	417
Salchicha, pavo	100 g.	226
Salchicha, pollo	100 g.	257
Salchicha, res	100 g.	315
Granos		
Garbanzos	100 g.	296
Guisantes	100 g.	254
Harina de trigo, blanca,	100 g.	298
Judías secas	100 g.	110
Lentejas	100 g.	70
Harinas		
Copos de avena	100 g.	380
Galletas de agua	100 g.	361
Galletas dulces	100 g.	310
Galletas dulces rellenas	100 g.	457
Galletas secas	100 g.	229
Harina de maíz	100 g.	339
Harina de maíz, grano entero, blanca	100 g.	354
Harina de trigo, grano entero	100 g.	361.
Pan común	100 g.	361
Pan de centeno	100 g.	256
Pan francés	100 g.	390

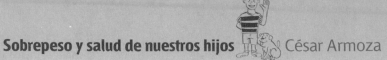

Pan integral	100 g.	279
Pan integral de trigo	100 g.	210
Pan Lacteado	100 g.	269
Pan rallado	100 g.	350
Rebanadas de pan tostado	100 g.	410
Salvado de trigo	100 g.	190
Lácteos		
Crema de leche	1 c. sopera (15g)	49
Cuajada	1 c. sopera (20g)	42
Leche condensada	1 c. sopera (20g)	185
Leche desnatada	1 vaso (200ml)	66
Leche entera	1 vaso (200ml)	70
Leche semidescremada	1 vaso (200ml)	124
Nata	1 c. sopera (20g)	96
Rabanitos	100 g.	138
Yogur desnatado	Unidad	52
Yogur natural	Unidad	126
Huevos		
Huevo crudo	Unidad	76
Huevo duro	Unidad	78
Huevo frito	Unidad	108
Frutas y verduras		
Acelgas hervidas	180 g.	20
Aguacate	100 g.	230
Alcachofas hervidas	Unidad (120 g.)	30

Almeja	100 g.	20
Apio	100 g.	44
Arroz blanco hervido	1 c. sopera (20 g.)	60
Berenjenas	Unidad (250 g.)	26
Berros	100 g.	40
Berza	100 g.	40
Calabacín	100 g.	20
Calabaza	100 g.	20
Cebolla hervida	Unidad (100 g.)	489
Col china	100 g.	10
Col de Bruselas	100 g.	40
Col rizada	100 g.	20
Coliflor	100 g.	20
Escarola	20 g.	41
Espárragos	100 g.	19
Espinacas	100 g.	20
Grosellas negras	100 g.	50
Grosellas rojas	100 g.	40
Guindas	100 g.	60
Guisantes verdes	100 g.	80
Habas hervidas	80 g.	7
Lentejas hervidas	1 c. sopera (20 g.)	100
Nabos	100 g.	39
Ñame	100 g.	70
Patatas	100 g.	70

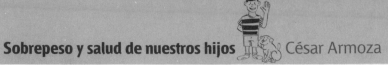
Pepino	Unidad (150 g.)	35
Perejil	100 g.	25
Pimiento	100 g.	20
Pimiento verde	2 unidades (100 g.)	5
Puerro	100 g.	20
Remolacha	100 g.	15
Tomate	Unidad (100 g.)	29
Zanahorias	100 g.	20
Mariscos		
Calamar	100 g.	76
Cangrejo de río	100 g.	70
Gambas	100 g.	100
Langosta	100 g.	78
Mejillón	100 g.	115
Pulpo	100 g.	44
Vieira	100 g.	56
Pastas		
Canelones	Unidad (100 g)	133
Macarrones con salsa tomate	1 ración (100 g)	104
Macarrones hervidos	1 ración (100 g)	154
Ravioles de carne	1 ración (100 g)	288
Ravioles de carne	1 ración (100 g)	104
Espaguetis hervidos	1 plato (160 g)	233
Tallarines hervidos	1 plato (160 g)	456
Tortellinis de carne	1 plato (250 g)	931

Tortellinis de carne	1 plato (250 g)	288
Pescados		
Atún en aceite	1 c. sopera (20 ml)	69
Atún en agua	100 g.	56
Bacalao a la parrilla	100 g.	238
Calamares a la romana	100 g.	90
Camembert	50 g	298
Carpa	100 g.	30
Caviar	100 g.	110
Caviar en lata	100 g.	127
Gallo	100 g.	29
Langosta cocida	Unidad (200 g.)	109
Langostinos	8 unidades (100 g.)	196
Lenguado	100 g.	90
Lenguado a la parrilla	100 g.	112
Mejillones al vapor	100 g.	96
Merluza	100 g.	86
Merluza hervida	100 g.	190
Mero	100 g.	97
Ostras	3 unidades (100 g.)	79
Róbalo	100 g.	81
Salmón ahumado	100 g.	72
Sardinas en aceite	3 unidades (100 g.)	134
Trucha	100 g.	226
Atún fresco	100 g.	931

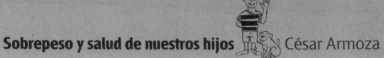
Quesos		
Crema de queso	1 c. sopera (20g)	100
Ementhal	30 g	136
Fundido	35 g	25
Gorgonzola	30 g	85
Gruyere	25 g	245
Mutzarella	15 g	93
Parmesano	30 g	47
Queso crema	100 g	119
Requesón	1 c. sopera (20g)	115
Roquefort	25 g	60
Refrescos		
Coca-Cola	1 lata (350 ml)	124
Fanta	1 lata (350 ml)	137
Pepsi	1 lata (350 ml)	115
Sprite	1 lata (350 ml)	120
Salsas		
Castañas	100 g.	23
Ketchup	1 c. sopa (15 grs.)	57
Salsa de tomate	100 g.	84
Sopas y cremas		
Crema de Champiñones	1 plato (250ml)	159
Crema de Espárragos	1 plato (250ml)	340
Sopa de Cebolla	1 plato (250ml)	173
Sopa de Cebolla	1 plato (250ml)	216

Sopa de Tomate	1 plato (250ml)	173
Sopa de Vegetales	1 plato (250ml)	88
Sopa de Vegetales	1 plato (250ml)	72
Zumos		
Zumo de lima natural	1 vaso (200 ml.)	74
Zumo de melocotón natural	1 vaso (200 ml.)	388
Zumo de naranja natural	1 vaso (200 ml.)	74
Zumo de tomate natural	1 vaso (200 ml.)	64

Colorear, cortar y poner en refrigerador como guía

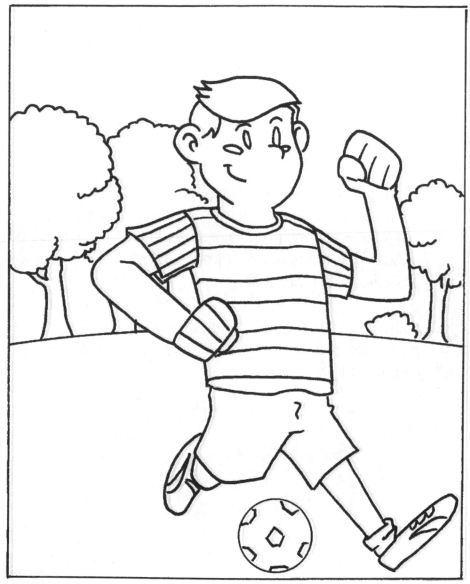

PRACTIQUE EJERCICIOS O HAGA DEPORTES

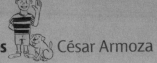

PRACTIQUE EJERCICIOS O HAGA DEPORTES

Niños preescolares deben practicar actividades por lo menos de 30 a 60 minutos casi todos los días.

La proporción de niños con mucho peso se ha doblado desde 1980 debido, en parte, a un aumento de tiempo en actividades sedentarias tal como ver la televisión. Estudios indican que niños que ven poca televisión tienen menos posibilidad de tener sobrepeso.

Cuando su niño juegue afuera, no se olvide de ponerle protección contra los rayos solares para eliminar el riesgo de quemaduras.

Colorear, cortar y poner en refrigerador como guía

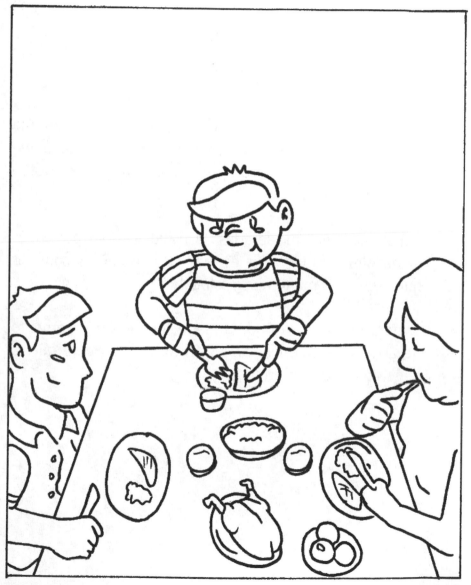

DISFRUTE DE LOS MOMENTOS DE COMIDA CON LA FAMILIA

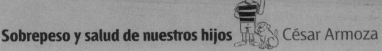
DISFRUTE DE LOS MOMENTOS DE COMIDA CON LA FAMILIA

Trate de mantener la comida y los bocadillos a la misma hora todos los días. Esto ayuda a tener una rutina para que tenga el apetito organizado y esté listo para comer cuando se sirva la comida.

Coma porciones moderadas. Si usted le sirve porciones razonables o moderadas es más fácil comer las comidas que le gustan y mantenerse saludable.

El horario de las comidas puede tornarse un momento de alegría y de conversación. Es muy importante que la televisión no esté prendida.

Colorear, cortar y poner en refrigerador como guía

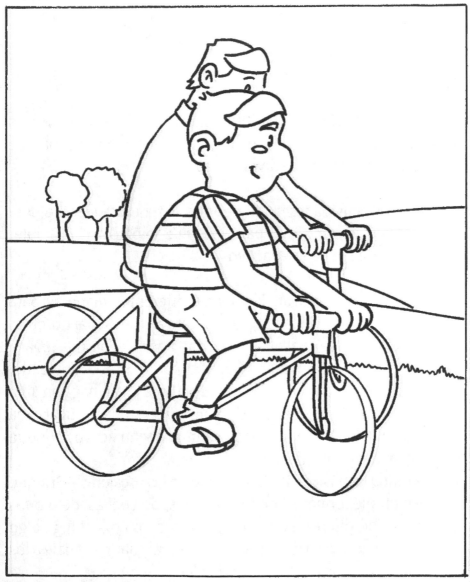

REALICE ACTIVIDADES JUNTO CON LA FAMILIA

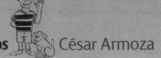
Realice actividades junto a su familia

Planee actividades divertidas para la familia. Involucre a los niños planeando andar en bicicleta o llevándolos al parque para un día lleno de diversiones.

Planee actividades familiares que se requieran estar afuera y caminar como ir al parque o al zoológico o cualquier oportunidad de estar activos.

Vaya afuera a jugar. Encuentre diferentes maneras para animar a sus niños a que vayan afuera a jugar: Soltar burbujas – Columpiarse - Saltar a la cuerda - Pasear al perro - Jugar a las escondidas – Nadar - Regar el jardín. Si está lloviendo, hace frío, o no tiene espacio afuera para jugar, haga un área divertida dentro de la casa para que se pueda jugar. Sea creativo para que sus niños se mantengan activos aunque no puedan salir afuera:
Prenda la música y baile - Juegue en las escaleras - Brinque en un pie, brinque con los dos pies, de vueltas, déle otras ideas de diferentes movimientos a su niño - Ponga algo (una almohada o toalla) en el centro del cuarto y dígale a los niños que corran alrededor de ella.

Colorear, cortar y poner en refrigerador como guía

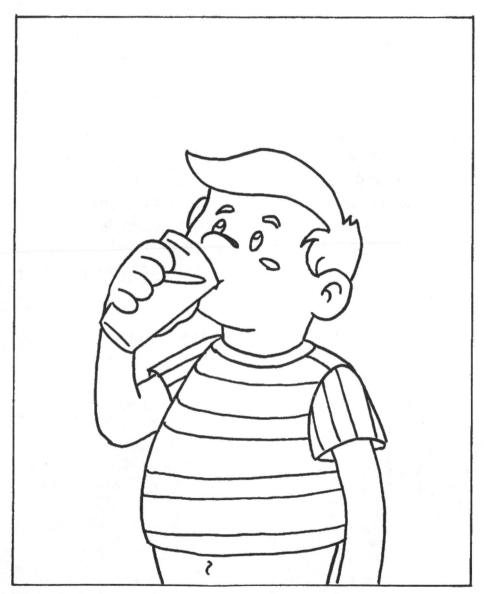

BEBA MUCHA AGUA Y LECHE

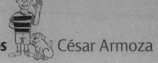

Beba mucha agua y leche

Dos tercios de nuestro cuerpo está compuesto de agua, por eso es el nutriente más vital para nuestro cuerpo. Se recomienda que tomemos de 8 a 10 vasos de líquidos por día. El agua es importante porque ayuda al cuerpo a absorber nutrientes y a digerir la comida – Mantiene al cuerpo funcionando correctamente – Descarga las sustancias tóxicas del cuerpo – Refresca el cuerpo a través del sudor.

Casi 50% de nuestra masa ósea se forma durante la infancia. Asegure que sus niños consuman el calcio necesario para formar huesos y dientes fuertes. Productos lácteos bajos en grasa (low-fat) son buenas fuentes de calcio.

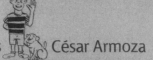

Colorear, cortar y poner en refrigerador como guía

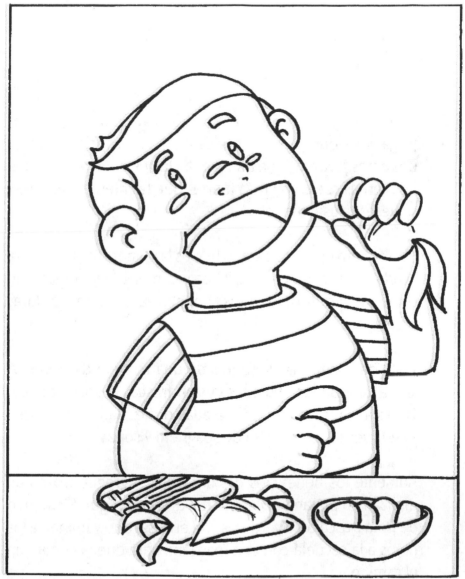

PARA CRECER SANO, COMA MÁS FRUTAS Y VERDURAS

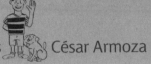
Para crecer sano, coma más frutas y verduras

Una de las mejores maneras para darle más sabor a las frutas y verduras es agregarles hierbas y especias. Escoja dos o tres favoritas que a su familia le guste. Acuérdese que las hierbas secas son más fuertes que las hierbas frescas, y se necesita usar menos.

Ser un buen ejemplo para su hijo es la manera más fácil para ayudarles a mantenerse activos y comer bien. Si usted no come sus verduras, sus hijos tampoco van a comer verduras y frutas.

Trate de cocinar las verduras de una manera diferente. A la mayoría de los niños les gustan frescas o poco cocidas. Ofrezca verduras al vapor, asadas o mezcladas con pasta. Añada verduras a la salsa de spaghetti y sopas.

Aumente los beneficios del desayuno. Agregue trozos de manzana o plátano al cereal frío, avena o yogur. Sirva jugo de fruta fresca o de verduras con el desayuno y mande a los niños a la escuela con una manzana para que la coman en el camino.

Impreso en:
Programas Educativos, S.A. de C.V.
Calz. Chabacano No. 65 Local A
Col. Asturias 06850 - México, D.F.
Julio 2007 Empresa Certificada por el
Instituto Mexicano de Normalización
y Certificación A.C., bajo la Norma
ISO-9002: 1994/NMX-CC-004: 1995
con el Núm. de Registro RSC-048,
y bajo la Norma ISO-14001: 1996/SAA-1998,
con el Núm. de Registro RSAA-003